HERMANA DE MI AMIGO

Levi Orión

1

A Cedric von Hohenburg, un estudiante de dieciocho años de Munich, se le permitió irse de vacaciones con la familia de su mejor amigo Harry.

Durante casi tres meses había estado rogando a sus padres que lo dejaran ir con ellos. Después de un viaje de tres horas, llegaron a Zillertal en Austria.

Para Cedric, el viaje pasó volando mientras se sentaba acurrucado contra la hermana de Harry en el asiento trasero del auto. Slender Anna tuvo que sentarse en el medio, lo que no la emocionó.

El camping Mayrhofen se encuentra en un lugar tranquilo y soleado en el extremo norte de la pequeña ciudad, justo al borde del bosque. La primera noche había sido maravillosa.

Cedric nunca antes había dormido en una tienda de campaña. La mayor parte del tiempo había mirado al claro cielo estrellado. Ni siquiera había mostrado interés en las diversas revistas de sexo que Harry quería mostrarle. No se durmió hasta la mañana. Hoy habían pasado casi exclusivamente caminando por las montañas del Zillertal. El paisaje era increíblemente hermoso, el clima soleado y cálido.

Marcel Plessen, el padre de Harry, era un montañero experimentado y sabía mucho sobre la naturaleza.

Cedric estaba completamente feliz.

Hasta ahora solo había sabido de fogatas y campamentos de tiendas de campaña por los libros. Siempre había soñado con experimentar algo así él mismo.

Por la noche calentaron la parrilla.

Carolin Plessen, la madre de Harry, se encargó de la comida.

Hacía tanto calor que todos vestían ropa ligera. Para poder vigilar bien a Anna. La hermana de Harry, de veintiún años, llevaba el pelo largo, negro azulado, recogido en una cola de caballo. La camiseta ajustada dejaba entrever sus pechos firmes.

Pero Carolin, la madre de la ronda, también tenía mucho que ofrecer. Siempre fue divertida y alegre, bromeaba con todos y se divertía bromeando con todos. Su camiseta sugería un tamaño de busto aún más grande. Carolin también tenía el pelo negro y una figura muy buena para sus treinta y nueve años.

Harry le dio un codazo a Cedric con una sonrisa.

"Entonces, ¿qué piensas de las tetas de mi hermana?" él susurró.

"Son geniales", respondió Cedric, un poco avergonzado. No quería decirle a su mejor amigo que estaba secretamente enamorado de Anna.

Después de la cena, Carolin sugirió asar algunos plátanos en lo que quedaba de las brasas. Justo antes de que la fruta estuviera lista, el clima cambió. Esto sucedió en las montañas a los pocos minutos.

Era solo una cálida tarde de verano, luego el cielo se oscureció y se acercó una tormenta. Se apresuraron a guardar el equipo en las tiendas. Antes de que empezara a llover, huyeron a sus tiendas.

Los padres de Harry dormían en una tienda grande que ofrecía suficiente espacio para el equipaje y el equipo. Harry y Cedric vivían en una tienda mucho más pequeña. Anna insistió en tener su propio lugar para dormir, así que durmió en una pequeña tienda de campaña en la que solo cabía una persona.

Harry había experimentado la lluvia a menudo mientras acampaba. Sus padres llevan años eligiendo este tipo de vacaciones. Se metió en su saco de dormir y hojeó su colección de pornografía.

A pesar de la violenta tormenta, Harry rápidamente se durmió. Cedric, por su parte, escuchaba el sonido de las gotas y el canto del viento. Seguía pensando en Anna. Había soñado con la hermana de Harry durante mucho tiempo.

Ella era su amor secreto, su modelo secreto de masturbación.

Ni siquiera Harry lo sabía.

Anna era casi tan alta como él. Estaba particularmente cautivado por su largo cabello negro azulado. Cuando lo llevaba abierto, le colgaba hasta las caderas. El color cambiaba de un negro azulado a un negro azabache dependiendo de la luz del sol. Cedric conocía todos los tonos de color.

Algo más le fascinaba de Anna. Eran sus largas piernas las que terminaban en un trasero en forma de corazón. Inconscientemente agarró su mejor pieza cuando pensó en Anna y la masajeó. Empezó a soñar, el papel principal lo interpretó la hermana mayor de su amigo, como siempre.

¡Un ruido lo arrancó de sus fantasías!

La carpa se abrió desde el exterior. Cedric se apresuró a tomar la linterna mientras al mismo tiempo se subía los pantalones, lo que no era tan fácil en el saco de dormir. En la penumbra vio a Anna entrando en la tienda con su saco de dormir.

“Hola Cedy, mi tienda está goteando. ¿Como están?"

Creo que estamos bien.

"Harry probablemente esté dormido como siempre, ni siquiera una tormenta puede detenerlo. ¿Puedo acostarme contigo? No quiero ir a la tienda principal de mis padres".

"Si seguro."

Cedric se deslizó hacia un lado lo más lejos que pudo. Anna puso su saco de dormir junto a él y se arrastró adentro. Apagó la linterna de nuevo.

"¿Tienes frío también?" ella susurró suavemente.

"No, estoy caliente".

"Esa es la ventaja de los hombres jóvenes, están calientes todo el tiempo".

Ella se rió suavemente de su propia oración.

"Tengo escalofrío."

"Si tuvieras unos cuantos kilos más, no tendrías frío", respondió Cedric en voz baja.

"¡Entonces no habría tantos hombres silbándome!"

Cedric casi podía ver su sonrisa traviesa. Como siempre, se las arregló para que no se le ocurriera una respuesta graciosa. Se sentía tímido a su alrededor, como un adolescente púber.

Nada se movió durante mucho tiempo.

Pensó que solo escuchaba el castañeteo de sus dientes ocasionalmente.

"Tengo tanto frío. ¿Puedo calentar contigo?"

Cedric se congeló. ¿Que queria ella?

"Uhhh... ¿Qué quieres decir?"

Se puso de costado para hacer más espacio para el saco de dormir de Anna. Pero ella no se acercó más con su saco de dormir. Se congeló cuando la escuchó abrir la cremallera de su saco de dormir. Luego el ruido de nuevo. Pero esta vez fue la cremallera de su propio saco de dormir. Se subió a él y se acomodó a su lado. Rápidamente cerró la cremallera de nuevo.

Un poco más tarde sintió sus pies fríos. Eran como trozos de hielo.

"Hm, es realmente agradable y cálido donde vives".

Ella se puso de lado y lo abrazó con fuerza. Cedric no se atrevió a moverse.

Yacía allí paralizado. Poco a poco se estaba calentando en el saco de dormir.

"Cedy, eres una buena estufa. Ya tengo mucho más calor".

Él olió, olió su perfume, se volvió hacia ella y le puso la mano en la cadera. Anna inmediatamente se presionó contra él. Ella tomó su mano y la colocó sobre su estómago. Su pulgar descansaba justo debajo de su pecho.

Ese toque aumentó su confusión y enervó sus pantalones. Lenta pero inexorablemente su erección aumentó. Sintió que tenía que hacer algo pronto. Su miembro se había perdido en sus calzoncillos, estaba doblado y comenzaba a doler.

Anna, por otro lado, parecía agradecer el crecimiento de sus pantalones. Presionó su trasero más y más fuerte contra él. Cedric estaba incómodo con esto, era tímido y nervioso. Cuando, después de algunas contorsiones, finalmente liberó su miembro de la situación forzada, respiró aliviado y se apoyó contra Anna nuevamente.

"Cedy, eso se siente bien", susurró.

Pensó en qué decir, pero de nuevo no se le ocurrió nada.

Anna, por otro lado, parecía demasiado cómoda. Frotó sus nalgas contra su miembro cada vez con más firmeza. Ella tomó su mano y la colocó sobre su pecho. Estaba muy feliz de agarrarlo.

Mientras él palpaba tímidamente la carne de su busto, ella buscaba una forma de meterse en sus pantalones con la mano.

"Cedy, es una agradable sorpresa. No esperaba que fueras tan grande y firme".

"Detente con el cedy. Suena como un animal de peluche, tan infantil".

"Oh, vaya, el nombre le queda bien. Creo que el acrónimo es lindo".

No podía creer lo que escuchaba. ¿Qué dijo ella?

¿Pensaste que su nombre era lindo?

Su pulso se aceleró.

Mientras aún pensaba en ello, sus dedos hicieron lo suyo, examinando sus pechos. No parecía llevar sostén debajo de la parte superior del chándal.

Con cuidado buscó la cremallera para abrir la chaqueta. Después de una larga búsqueda finalmente lo encontró. Lentamente tiró de él, pero nada se movió. Solo con su ayuda fue posible abrir la chaqueta.

Mientras exploraba las suaves curvas, Anna estaba más interesada en la dureza de su polla.

¡Ella lo masajeó más y más fuerte!

Cedric tomó eso como una aprobación para continuar con sus propias exploraciones. Anna definitivamente tenía muchos más senos de los que él había puesto en sus manos. Lo que le gustaba no solo era el tamaño, sino también la firmeza, como la de un atleta. Tenía unos pechos redondos pero cómodamente suaves.

De repente ella detuvo sus dedos a tientas.

"Lento y más suave. El seno tiene que durar más. No lo aplastes la primera vez".

Ella le mostró cómo se lo imaginaba.

El alivio se extendió por él cuando ella soltó su miembro. Sabía por sus numerosos autoexperimentos que ya estaba cerca de correrse. Dejó escapar un suspiro de alivio cuando su entusiasmo disminuyó un poco.

Ana era una buena maestra.

Junto con sus dedos, rápidamente aprendió a manejar sus senos. De repente sintió una estructura pequeña pero más dura entre sus dedos. Desconcertado, sus dedos examinaron la novedad. Anna gime suavemente mientras él hace rodar sus excitados pezones entre sus dedos. Pero la mayor sorpresa estaba por llegar.

"Creo que tengo que quitarme la chaqueta. Ya tengo mucho calor".

¡Anna de repente comenzó a desvestirse!

Lo cual no fue tan fácil en el apretado saco de dormir. Cuando finalmente lo logró, se volvió hacia Cedric.

"¿Te gustaría seguir jugando con mis pechos? No estuvo mal lo que hiciste allí antes. Pero no debes ponerte rudo otra vez".

¡Cedric no podía creerlo!

¡Su sueño se hizo realidad!

Anna quería que él jugara con sus pechos desnudos.

Con cuidado comenzó a acariciar sus firmes curvas. Ella pareció estar de acuerdo con sus tímidos intentos. Lentamente se volvió más audaz y se atrevió a agarrar un poco más fuerte. Cuando sintió que sus pezones se volvían a endurecer, cumplió otro sueño.

Inclinó la cabeza hacia abajo y lamió sus pezones con la punta de la lengua.

"Lo estás haciendo maravillosamente, Cedy, eres una verdadera experta".

Relámpagos repentinos y fuertes truenos interrumpieron su juego cuando Harry comenzó a dar vueltas mientras dormía. No se despertó, solo se dio la vuelta unas cuantas veces y luego pareció estar profundamente dormido de nuevo.

Cedric comenzó a acariciar sus senos nuevamente cuando escucharon las voces de sus padres.

"¿Ana? ¿Dónde estás?" llamó su padre.

"Estoy aquí con Harry y Cedric. Llueve en mi estúpida tienda. La tela se ha filtrado".

"¿Estás bien?" preguntó Carolin, su madre.

"Sí, por supuesto. Todo bien. Mi saco de dormir se quedó seco. Está un poco apretado, pero está bien".

"Está bien, buenas noches entonces. Echaremos un vistazo a tu tienda mañana", dijo su padre.

Cedric respiró hondo. Ya tenía miedo de que sus padres miraran dentro de la tienda y los encontraran juntos en un saco de dormir.

"Cedylein, ¿no quieres quitarte la camisa también?" Anna lo trajo de vuelta al presente.

"Uhh... ¿De verdad quieres decir... uhh... yo..."

"Vamos, hace mucho calor aquí".

Obediente pero inseguro, comenzó a quitarse la camisa.

Anna pareció leer su reacción correctamente.

"Cedy, ¿alguna vez lo has hecho?"

"¿Qué... uhh... quieres decir?"

"Sexo."

"Sí... no... en realidad no".

"¿Te gusta?"

"¿Contigo?" tartamudeó, completamente inseguro.

"¿Hay otra mujer presente?"

"No."

"¿Entonces? ¿Te apetece?"

"Sí... eh... pero no sé... eh."

Anna le acarició suavemente la mejilla.

"No te preocupes, te mostraré cómo hacerlo".

Cedric tragó saliva. Había querido acostarse con una mujer durante tanto tiempo. ¡Y ahora esto! El sueño de sus noches de insomnio, su mismísima diosa secreta, se ofreció a dormir con él.

Pero a solo unos centímetros dormía su mejor amigo, quien podía despertarse en cualquier momento. Además, sus padres dormían en la tienda de al lado. Y ni siquiera tenía un condón con él. Nunca en su vida habría pensado que lo necesitaría aquí.

Anna parecía ser capaz de leer su mente.

"No te pongas nervioso. Una vez que Harry se duerma, nada lo despertará tan fácilmente. Mis padres también están ocupados, follan todas las noches durante las vacaciones. ¿Tienes un condón?"

"No... eh... no pensé que me acostaría con una mujer aquí de vacaciones. En realidad, más bien pensé que una chica nunca se acostaría conmigo".

"¡No importa! Traje uno de mi tienda".

"¿Cómo?"

"Yo te quería."

De nuevo no obtuvo respuesta. Su cercanía y franqueza lo dejaron sin palabras. Rebuscó en sus pantalones y pronto encontró lo que estaba buscando.

"Relájate."

Cedric respiró hondo y lo dejó salir de nuevo.

¿Cómo debería relajarse en esta situación?

Anna sacó el condón del paquete y lo deslizó sobre su pene duro.

"En realidad, no necesitamos condón. Estoy tomando la píldora, pero así no mancharemos tu saco de dormir".

Hábilmente comprobó el ajuste del condón. Ese toque casi lo hizo correrse. Su esperma ya estaba frente a su glande, listo para la libertad. Anna lo dejó ir justo a tiempo.

Ella se acurrucó contra él y comenzó a besarlo. Tímidamente él le devolvió el toque. Sus labios eran cálidos y suaves. No había nada vacilante o incierto al respecto. Ella sabía lo que quería. Lento pero seguro, él le devolvió el beso. Él separó los labios y tentativamente tocó la boca con la punta de la lengua.

Qué bien sabe, qué bien huele.

Su corazón estaba acelerado.

Ella se presionó contra él y frotó su delgado cuerpo contra él. Cuando quiso acostarse sobre ella, ella se negó.

"Tómate tu tiempo. No voy a huir".

Espera, ¿cómo debería esperar?

¡Su sueño acaba de hacerse realidad!

Pero Anna sabía cómo detenerlo. Ella lo besó y lo acarició. Luego guió su mano entre sus piernas. Curioso, sus dedos tocaron su vello púbico.

Anna se estremeció ante su toque y gimió suavemente.

Su vello íntimo fue recortado a un máximo de un centímetro. Con las yemas de los dedos pudo sentir que estaba completamente afeitada en el borde y alrededor de sus labios. Parecía haber sólo un pequeño triángulo.

Anna gimió suavemente cuando su dedo entró en su vagina por primera vez, sin querer.

"Lo estás haciendo bien, Cedylein".

Ella puso su mano sobre la de él y presionó su dedo profundamente dentro de ella.

"Mueve tu dedo suavemente dentro de mí", instruyó.

No necesitaba que se lo dijeran dos veces. Metió su dedo medio profundamente en su coño húmedo, se quedó quieto, lo torció un poco, luego lo sacó de nuevo para penetrar de nuevo.

Anna respiraba cada vez más rápido. Apretó la cara contra su hombro para evitar gemir demasiado fuerte.

"Cedy, ahora quiero sentir algo diferente dentro de mí".

Sacó su dedo de su vaina y se subió a él.

La estrechez del saco de dormir los apretaba fuertemente juntos. Cedric tomó sus pechos firmes con ambas manos. Esto era mejor de lo que había imaginado en sus sueños más salvajes.

Ella movió su esbelto cuerpo y se presionó firmemente contra su miembro. Y antes de que él lo supiera, ella había alcanzado su objetivo.

¡Poco a poco su pene rígido penetró su vagina!

Cedric estaba completamente abrumado por este sentimiento. Sabía que no había nada que lo detuviera ahora. Empujó su pelvis con fuerza contra su cuerpo un par de veces.

Luego de unos segundos explotó gimiendo en voz alta mientras continuaba masajeando sus senos. Anna puso su mano sobre su boca, amortiguando su arrebato.

"¡Cedy! ¡Cedy! Eres una de las tropas muy rápidas".

Cedric se estremeció, quitando las manos de su pecho cuando escuchó eso. En el fondo, deseaba no haberla dejado entrar nunca en su saco de dormir. Sintió una profunda tristeza, pensó que había fracasado por completo. Las lágrimas se formaron en sus ojos.

Anna instintivamente se dio cuenta de que había cometido un error. Ella se inclinó hacia adelante y lo besó suavemente en la boca. Al mismo tiempo empezó a mover de nuevo la pelvis. Todavía sostenía su polla en su vaina.

"Ceddy, lo siento. No quise lastimarte. Fue una estupidez lo que dije. Lo siento mucho. Y lo que es más, donde te corriste tan hermosamente".

Lo besó de nuevo sin detener el movimiento de su pelvis ni por un segundo.

Las lágrimas rodaron por las mejillas de Cedric. Su peor pesadilla se había hecho realidad. Él había venido demasiado pronto y la había decepcionado.

Anna se acostó a su lado y trató de consolarlo. Él le dio la espalda y sollozó. Ella lo acarició suavemente. Pero le tomó mucho tiempo superar esta decepción.

"Ven a enfrentarme de nuevo", le hizo señas.

Se dio la vuelta vacilante.

"Fui estúpido con lo que dije. Lo siento mucho".

Ella lo besó suavemente, con ternura y lleno de sentimiento. Cedric sintió que se relajaba. Los dedos de Anna habían encontrado su camino hacia su miembro.

"Creo que deberíamos comprar un condón nuevo".

Ella tiró suavemente de la goma de su pene. Con sus bragas limpió su esperma.

Ella lo besó y le acarició la polla con las uñas. ¡Se sintió increíble!

Para su asombro volvió a tener una erección. Anna inmediatamente enrolló un condón nuevo sobre su pene duro.

No le dio tiempo a más consideraciones, volvió a subirse a él. Inmediatamente agarró sus pechos de nuevo.

"¿Te gustan mis tetas?"

"Sí, es hermoso, casi tan hermoso como tú".

¿De verdad dijo eso?

Sintió que se sonrojaba de vergüenza. Por suerte no pudo ver eso en la oscuridad de la tienda.

Anna se inclinó hacia él y lo besó. Ella disfrutó de su cumplido. Sonaba tan diferente de lo que ella conocía. tipo de honesto Todos los cumplidos de los últimos tiempos tenían un solo propósito: llevarla a la cama.

Cedric se presiona contra ella y luego de algunos intentos su miembro vuelve a penetrar su vagina.

"¿Cedric?"

"¿Sí, Ana?"

"No te pongas tenso innecesariamente. Si te corres, entonces te corres. Tan simple como eso".

"¿Y tú?"

"No te preocupes. Obtendré el valor de mi dinero. Solo sigue siendo un querido Cedylein".

Después de otro beso, se sentó y comenzó a moverse. Ella acompañó cada uno de sus movimientos pélvicos con un firme agarre en su miembro.

No pasó mucho tiempo y Cedric gimió más y más fuerte. Anna puso una mano sobre su boca para amortiguar sus ruidos. Su dedo anular se deslizó en su boca. Inmediatamente comenzó a chuparle el dedo. chupar. Sorprendida, Anna notó que estaba increíblemente excitada.

Él tomó sus nalgas firmes en sus manos. La masajeó, presionó, frotó y encontró su rosetón con la punta de los dedos.

Anna esperaba que siguiera siendo así, ya que encontraba poco excitante la estimulación anal. ¡Pero hoy se sintió completamente diferente!

Cedric no hizo ningún intento de insertar su dedo en ella. Su masaje fue tan excitante que ella también tuvo problemas para no hacer ruido. Una y otra vez presionó su dedo firmemente contra su esfínter, pero no hizo nada más.

Se movió más y más violentamente debajo de ella. Anna esperaba con ansias su próxima eyaculación. Le encantaba cuando podía sentir la caliente recompensa por sus esfuerzos. Pero esta vez debería ser diferente.

Los dedos de Cedric la excitaron de una manera que nunca antes había visto.

Sus dedos se deslizaron más rápido y con más entusiasmo sobre su entrada trasera.

¡De repente se ve abrumada por un tremendo orgasmo!

Se apoyó en su pecho y cabalgó salvajemente sobre su enorme polla. La emoción la hizo olvidar todo. Ella solo sintió el orgasmo que se acercaba. Anna jadeó y gimió.

Cedric aún estaba atrapado por su miedo a decepcionar a la mujer de sus sueños. Quería contenerse, pero su excitación aumentaba con cada movimiento.

Empujó su pelvis contra su abdomen cada vez más violentamente, mientras sus dedos continuaban deslizándose sobre su rosetón. Anna se echó hacia atrás, con las manos envueltas alrededor de sus pechos, dejando que los violentos empujes la llevaran. Sin previo aviso, su dedo penetró su esfínter.

Anna jadeó en estado de shock.

Harry dio vueltas y vueltas inquieto en su sueño. Los fuertes ruidos en la tienda perturbaron su sueño. Justo cuando se despertó, Anna se derrumbó.

Cayó sobre Cedric y lo besó con fuerza.

¡Nunca había experimentado un orgasmo tan violento!

Cedric estaba loco. Empujó su pelvis contra su abdomen cada vez más violentamente, mientras sus lenguas realizaban una danza salvaje.

Harry se despertó brevemente.

Olió el perfume de Anna. Aspiró con avidez el aroma profundamente, pero luego se giró hacia el otro lado y se inclinó de nuevo.

No se dio cuenta de lo que estaba pasando en la tienda, al igual que los dos no se dieron cuenta de que Harry se había despertado brevemente.

Cedric no notó su orgasmo. Estaba demasiado ocupado con sus propios sentimientos. Sólo cuando se hubo descargado con violentos gemidos se dio cuenta de que Anna estaba tendida sobre él, aturdida.

"¡Cedy! ¡Cedy! Eso fue genial", le susurró al oído, mordisqueando suavemente el lóbulo de su oreja.

Aunque disfrutó de la sensación, pronto se volvió demasiado pesada para él. Anna se acostó a su lado y se acurrucó en el hueco de su brazo.

"Voy a volver a meterme en mi saco de dormir y dormiré unas horas más. No queda mucho de la noche. Estaba hermoso, Cedy. Si quieres, lo haremos de nuevo pronto. ¿Te gusta?

"Sí... claro... no puedo soñar con nada mejor."

"Dame otro beso", exigió con ternura.

Un beso insinuado se convirtió en un abrazo amoroso. Estaba reacio a dejar ir a su diosa. Pero era mejor así. ¿Qué pasaría si Harry los encontrara juntos en sus sacos de dormir mañana? Rápidamente se vistieron de nuevo. Todos yacían en sus sacos de dormir.

Cedric se volvió hacia la pared de la tienda y una vez más disfrutó del recuerdo de la noche. El perfume de Anna estaba colgado en el saco de dormir, lo olió con placer.

"Duerme bien, mi cedyle".

"Buenas noches Ana".

Estaba tan exhausto que pronto se durmió. Anna yacía inmóvil en su saco de dormir y escuchaba su respiración. Cuando estuvo segura de que Cedric se había quedado dormido, se desabrochó los vaqueros y empezó a acariciarse el vello púbico corto.

Pensó en la noche.

Se había dado cuenta toda la noche de que Cedric la había estado observando en secreto. Le había gustado el tímido novio de su hermano desde el principio. Por supuesto, él era demasiado joven para ella y nunca había pensado en acostarse con él. Pero hoy solo tenía ganas.

Y Cedric era solo un chico dulce. Era delgado con un cuerpo musculoso y atlético y cabello castaño oscuro. Desde el principio ella encontró sus brillantes ojos verdes muy interesantes. Irradiaban pasión, sentimiento y calidez.

Lástima que sólo tenía dieciocho años. A los veintiún años, no había forma de que pudiera involucrarse con un joven así.

Mientras reflexionaba, siguió acariciándose. Ahora hundió un dedo en su grieta. Su entusiasmo aumentó rápidamente. Un poco más tarde alcanzó otro orgasmo.

Con dificultad logró no gemir en voz alta, como estaba acostumbrada. Le tomó mucho tiempo volver a calmarse.

"Cedylein, tienes algo. Debo tener cuidado o me enamoraré de ti", murmuró.

Se durmió con las manos entre las piernas.

Anna se despertó primero.

Todavía tenía una mano entre las piernas. Ella sonrió al pensar en la noche anterior. Había sido una buena idea que ella se hubiera metido en su saco de dormir para calentarse. Ahora tenía que deshacerse de los condones lo más rápido posible antes de que su hermano se despertara.

Con el mayor sigilo posible, salió de la tienda y se adentró en el bosque.

La lluvia de ayer había provocado un fuerte enfriamiento. El sol aún no había alcanzado el fondo del valle. Encontró un lugar entre los arbustos y se desabrochó los pantalones.

En esos momentos le gustaría ser un hombre. Orinar de pie fue definitivamente más fácil. Después de asegurarse de que no había pasado por alto ninguna ortiga o maleza espinosa, se agachó en el suelo del bosque. Abrió los muslos y vació su vejiga llena. Mientras observaba el rayo, pensó en la noche anterior.

Solo el recuerdo del dulce Cedric con el hermoso pene la hizo estremecerse. Olas de emoción corrieron por su cuerpo. Tan hermosa como con Cedric, nunca había tenido relaciones sexuales.

La joven había logrado algo que ninguno de sus amigos anteriores había logrado: un orgasmo intenso. Hasta ahora ella siempre había tenido que ayudar.

Después de que terminó de orinar, sacó los condones anudados del bolsillo de su chaqueta. Miró las cosas bien llenas con una sonrisa. Esperaba que hubiera una secuela.

Con una cuchara pequeña que había traído consigo, cavó un hoyo en el suelo del bosque. Tiró los condones al hoyo y lo volvió a cerrar con tierra.

Luego regresó al campamento y comenzó a limpiar su tienda. Ella maldijo en voz alta. Casi toda su ropa estaba mojada. Justo cuando había colgado todo para que se secara, su madre salió de la tienda adormilada.

"Buenos días Ana".

"Buenos días, madre. ¿Dormiste bien?"

"El poco tiempo que me dio tu padre, dormí bien. ¿Y tú? ¿Qué haces ahí?"

"¡Toda mi ropa se mojó!"

"¿Me ayudarías con el desayuno?"

"Claro, ya voy".

Después del desayuno, Cedric ayudó con los platos. Harry y su padre examinaron la pequeña tienda con goteras.

Anna había ido a Mayrhofen para ir de compras.

La madre de Harry lavó los platos y luego se los pasó a Cedric para que los secara.

"¿Te gusta acampar?"

"Sí, es incluso mejor de lo que pensaba".

"¿Extrañas a tu novia? ¿Tienes una?"

Cedric vaciló y sintió que se sonrojaba.

"Uhh... no... no tengo novia."

"No entiendo, un chico tan guapo y dulce".

Carolin sintió su vergüenza y cambió de tema.

"Voy a buscar hongos más tarde. ¿Quieres venir?"

"No conozco los hongos. Definitivamente solo usaría los venenosos".

"¡No hay problema! Te mostraré lo que estamos buscando".

"Entonces me gustaría ir contigo".

Harry y su padre todavía estaban ocupados reparando la tienda de Anna.

"¿Serás capaz de arreglarlo?" Carolin le preguntó a su esposo.

"No sé, la costura se rompió y no tenemos pegamento de verdad. Hablaré con Anna, o duerme en nuestra tienda o tenemos que ir a Munich y conseguir una tienda de campaña de repuesto en el sótano".

"¿Te tomará mucho tiempo?"

"¿No se por que?"

"Cedric y yo vamos a buscar hongos. Entonces puedo preparar una comida deliciosa".

"Esa es una gran idea. Me encantan los platos de champiñones".

Se despidió de su esposo con un tierno beso. Cedric la siguió al bosque, cesta en mano. La tormenta de ayer había pasado.

El sol quemaba desde el cielo; pronto Cedric estaba bañado en sudor.

Carolin, por otro lado, no parecía impresionada.

Después de dos horas todavía no habían encontrado ningún hongo. Cedric estaba empezando a arrepentirse de haber ido con ellos. Carolin sugirió tomar un descanso. Se sentaron en un árbol caído y tomaron un respiro.

"Hace mucho calor hoy. No deberías creer que tuvimos una tormenta así ayer", comenzó una conversación.

Cedric miró más allá de ella hacia el valle.

“Fue una lluvia fuerte. Su esposo nos explicó que esto es más común en las montañas”.

"Sí, el clima cambia muy rápido".

Por el rabillo del ojo, vio a la madre de su mejor amigo desabrochar los dos botones superiores de su blusa. Cuando ella se inclinó hacia adelante, él pudo ver profundamente en su escote.

¡Claramente no llevaba sostén!

Cedric sintió que se sonrojaba de vergüenza.

Carolina fingió no darse cuenta.

"Deberíamos seguir adelante. Siempre encontré hongos justo ahí arriba. Pero antes de eso, tengo que ir a los arbustos por un momento".

Se levantó y desapareció detrás de un pequeño grupo de arbustos. Cedric la miró, luego escuchó un chapoteo suave. Poco después Martha regresó.

Se frotó el trasero.

"Es más fácil para ustedes, hombres. Me senté en una ortiga. Vamos".

Continuaron montaña arriba. Como ella había predicho, pronto encontraron los primeros hongos porcini. Carolin le mostró cómo pelar los valiosos hongos del musgo con un cuchillo.

Cuando levantó la vista, tuvo otra gran mirada a su blusa. Dejó de cortar y miró en secreto el enorme tamaño de su busto. Carolin notó sus ojos y sonrió con picardía.

¡No por nada se había desabrochado la blusa!

"¿Te gusta lo que ves?"

Cédric se sonrojó. Tragó saliva y bajó los ojos.

"Sí", tartamudeó.

"Noté la forma en que me miraste disimuladamente ayer. Puedes hacer esto abiertamente. Me gusta cuando complazco a los hombres".

Las manchas rojas en sus mejillas se hicieron aún más grandes.

Carolina le sonrió.

"Es un cumplido para una anciana como yo cuando a los hombres jóvenes les gustan mis pechos. Entonces, mientras estemos solos aquí, puedes mirar el tamaño de mi busto sin vergüenza".

Carolin puso la cesta de lado y le quitó el cuchillo de la mano. Luego desabrochó los últimos botones, se quitó la blusa y la tiró al suelo del bosque.

¡La parte superior de su cuerpo estaba completamente expuesta!

Cedric miró atónito los hermosos senos. Sus pezones ya estaban rígidos y sobresalían al menos una pulgada.

¡Nunca había visto unos pezones tan largos!

Ella tomó sus manos y tiró de él hacia un árbol. Ella se apoyó contra el baúl y puso sus manos sobre sus pechos.

Cedric estaba atónito y no sabía qué le estaba pasando.

"¿Estás satisfecho ahora?"

No sabía qué decir.

Bajo sus manos, los poderosos pezones parecían crecer aún más. Se inclinó y besó un pezón.

Carolin le rodeó la cabeza con las manos y lo apretó contra sus pechos.

"Puedes chupar un poco más fuerte. Me gusta eso. Me recuerda cuando amamantaba a mis hijos".

Lentamente siguió su pedido y comenzó a chupar la gran verruga más y más. De repente ella soltó su cabeza.

Cedric temía que todo eso sería el final.

Pero cuando miró hacia arriba, vio una cara levemente sonriente.

"Lo estás haciendo bien. O eres natural o tuviste un buen maestro".

Cedric tartamudeó.

"Yo... eh... no tengo mucha experiencia."

Carolin sonrió y se inclinó hacia él. Suavemente pero con firmeza, colocó sus labios sobre los de él. Cedric se estremeció cuando sintió su lengua.

La punta de su lengua empujó suavemente a través de sus labios. Él agarró sus pechos regordetes de nuevo y disfrutó del juego de la lengua.

Los besos se hicieron cada vez más violentos y exigentes.

Cedric se sobresaltó cuando sintió que ella desabrochaba sus pantalones y los bajaba. Ella agarró suavemente su miembro y comenzó a acariciarlo.

Él gimió cuando ella agarró su escroto y apretó con fuerza.

"Vamos a cambiar de lugar", susurró. "Apóyate en el tronco del árbol".

Él siguió sus instrucciones. Tan pronto como él se inclinó contra ella, ella se arrodilló y besó su rígido pene. Observó con incredulidad cómo la mamá de su mejor amigo tomaba su polla en su boca.

¡Él solo había visto esas cosas en películas porno antes!

Pronto se escuchó a sí mismo gemir en voz alta. Puso su mano sobre sus hombros. Luego se inclinó sobre ella y trató de llegar a sus pechos de nuevo. Asombrado, notó que sus pezones habían crecido aún más. Los frotó entre sus dedos.

Sorprendido, soltó los pezones cuando Carolin gimió en voz alta.

"Disculpe, Sra. Plessen. No fue mi intención lastimarlos".

"No me lastimaste. Al contrario, lo haces muy bien".

Inmediatamente ahuecó su duro pezón entre su dedo índice y pulgar. Apretó, retorció y masajeó su pezón considerablemente más fuerte. Estaba tan hipnotizado por esos hermosos senos que no se dio cuenta de lo excitado que ya estaba.

De repente sintió que se acercaba su clímax.

Soltó sus pechos, se apoyó contra el tronco del árbol y cerró los ojos. Carolin trabajaba su falo cada vez más intensamente y se rascaba el escroto al mismo tiempo. Esto era mejor de lo que había imaginado en sus sueños más salvajes. Dos veces más se detuvo e impidió su orgasmo.

La tercera vez, aumentó su esfuerzo y lo masajeó con tanta fuerza que explotó, gritando en voz alta. Él sostuvo su cabeza y empujó profundamente en su boca en rápida sucesión. Su esperma se disparó por su garganta en chorros violentos. Ella le sonrió y se tragó su semilla. Le temblaban las rodillas y respiraba con dificultad.

Carolina se levantó. Su lengua se deslizó sobre sus labios, eliminando los últimos rastros de su cálida carga. Se acarició los pechos con una mano. El otro lo tenía entre las piernas.

Poco a poco se calmó y volvió a la realidad.

"Eso sabía bien. ¿Te gustaría probarlo también?"

Cedric no sabía a qué se refería. Él la miró inquisitivamente.

"Yo... uhh... no entiendo muy bien..."

Carolin sonrió mientras se quitaba la falda y luego se quitaba las bragas.

"He probado tu sexo, por supuesto que tienes el mismo derecho si quieres".

Él asintió vacilante.

"Eso... uhh... Nunca he hecho eso antes. No sé si puedo".

"Eso es bastante fácil. Solo inténtalo".

Cedric se arrodilló frente a la madre desnuda de su mejor amigo. Desde una corta distancia miró sus partes íntimas. Lo primero que vio fue un denso triángulo de vello púbico negro.

La vista lo excitó. Lenta pero constantemente, su cuerpo bombeaba sangre al tejido eréctil de su pene.

Carolin observó el proceso; una sonrisa se dibujó en sus labios.

“Parece que te gusta mi vagina peluda. Eso hace feliz a una mujer madura”.

Ella le dio un beso, se sentó en el tronco y abrió las piernas.

Por primera vez en su vida, Cedric pudo mirar entre los muslos abiertos de una mujer. Le gustaba más lo que veía que en sus películas porno. Se dio cuenta de que su cabello privado era del mismo color negro azabache que el cabello de su cabeza.

"Vamos, mi joven semental. Quiero sentir tu lengua".

Inseguro, Cedric se acercó a la meta de su deseo. Carolin apretó y tiró de sus largos y rígidos pezones.

"Puedes hacer lo que quieras. Solo no muerdas. No me gusta".

Él la miró con asombro. "¿Por qué te mordería?"

"Algunos hombres hacen eso, pero puedes olvidarlo en un momento".

Cuando se inclinó hacia adelante, un olor atrapó sus fosas nasales, aumentando su excitación aún más. Él acarició suavemente con las yemas de los dedos su vello púbico.

"Te atreves. No puedes equivocarte. Si no me gusta algo, te lo diré".

Cedric respiró hondo y lo dejó salir de nuevo. Ver películas pornográficas era algo completamente diferente a la realidad. ¡Se despertó su curiosidad!

Apartó el denso cabello a un lado y encontró su columna mojada.

El olor estimulante se hizo cada vez más intenso. Le gustó el olor y se inclinó hacia adelante para inhalar más.

Carolin observó su impulso aún incierto de explorar con una sonrisa. Fue emocionante ver al joven examinando su vulva.

La gran sorpresa llegó cuando separó los labios de su coño. ¡Apareció un hilo blanco y delgado!

Cedric levantó la vista con incertidumbre.

"Pensé que te gustaría quitarme el tampón. Solo tienes que tirar del hilo lentamente".

¡No necesitaba que se lo dijeran dos veces!

Su sexo se abrió lentamente y el tampón se hizo visible. Cedric no se dio por vencido y pronto lo sacó por completo. Miró brevemente el utensilio típicamente femenino.

"Solo déjalo caer. Y sigue adelante. Me gusta la forma en que me tocas".

Cedric dejó caer la parte blanca y cumplió el sueño de innumerables fantasías de ponderación. Sacó la lengua y tocó sus labios. A menudo se había preguntado a qué sabría eso.

¡Estaba delicioso!

Más y más rápido dejó que su lengua se deslizara sobre su grieta.

"Uh, lo estás haciendo bien", gimió.

Así que animado, se atrevió a más. Su lengua se deslizó más y más rápido sobre los labios de su coño mientras los separaba más.

Sus gemidos continuaron alimentándolo.

Frotó su vagina húmeda más rápido y más fuerte.

Presionó su cabeza con fuerza contra su centro de placer. Cedric lamió y chupó como si su vida estuviera en juego. Hubiera preferido no parar nunca. De repente sus piernas se separaron de él.

"Bájame. Quiero sentirte".

Carolin bajó del árbol y sacó una toalla de baño grande de su mochila.

Separándolo, se tumbó boca arriba y separó los muslos.

"Vamos. Quiero sentirte dentro de mí".

Cedric se apresuró a meterse entre sus piernas. A diferencia de la noche anterior, anotó en el primer intento y se deslizó en la grieta cálida y húmeda. Sus músculos comenzaron un emocionante baile alrededor de su miembro.

Como no había pasado mucho tiempo desde sus últimos orgasmos, tenía más resistencia. Sus manos se posaron en sus nalgas y lo apretaron rítmicamente contra ella.

Cedric vaciló entre la felicidad y el pánico. Tenía miedo de llegar temprano de nuevo. Como mujer experimentada, Carolin lo percibió de inmediato.

"Si vas a venir, solo ven. No necesitas contenerte".

Eso fue como una señal para él y se dejó caer en su orgasmo. Unos cuantos empujones pélvicos violentos y bombeó su semen caliente en su vagina.

Jadeando pesadamente, se dejó caer sobre Carolin. Simplemente estaba feliz. Ella acarició suavemente su cabeza.

"Me gustó mucho. Tienes una hermosa polla".

Ella se volvió hacia él y lo besó en la mejilla.

Pensamientos oscuros asaltaron a Cedric.

¿Y si su marido se enterara?

Carolin parecía tener una idea de los pensamientos que lo atormentaban.

"Ahora tenemos nuestro pequeño secreto. Espero que esté en buenas manos contigo".

Cédric asintió. "No se lo diré a nadie".

Ella le sonrió. "Tenemos que volver al campamento ahora, de lo contrario los demás pensarán que estamos perdidos".

Metió la mano en su bolsillo, sacó un tampón y se lo tendió con la mano abierta.

"¿Te gustaría clavarlo en mí?"

Cédric asintió. Se apresuró a quitar la tapa. Él separó sus labios y empujó el tampón profundamente en su vagina.

Carolina gimió.

"Lo estás haciendo maravillosamente. Eso te deja con ganas de más".

En el camino de regreso, de repente recordó que había tenido relaciones sexuales con ella sin condón. ¿Y si hubiera consecuencias?

Reunió todo su coraje.

"Sra. Plessen, no usamos caucho. ¿Qué pasa si hay consecuencias?"

Ella le sonrió.

"Deberías pensar en eso la próxima vez. Pero no temas. Estoy tomando la píldora".

Lo atrajo hacia ella y lo besó.

"Eres un chico muy dulce. ¿Qué tal si hacemos una repetición esta noche?"

Cedric la miró asombrado.

"¿Cómo funciona eso? Estoy durmiendo en una tienda de campaña con Harry. ¿Y qué hay de su esposo?"

En secreto, pensó en Anna. ¿Qué pensaría su reina de corazones, su diosa, su amor secreto?

"Que esa sea mi preocupación. ¿Qué es lo que quieres?"

Cedric asintió con la cabeza felizmente. "Oh, sí, mucho. Eres una mujer maravillosa, muy erótica".

"Está bien, hagamos una ronda más hoy".

Ella lo tomó de la mano y solo lo soltó cuando estuvieron cerca del campamento.

"Dame otro beso", exigió.

Se abrazaron y un beso se convirtió en un apasionado juego de lenguas muy erótico. Ahora estaba perdiendo sus inhibiciones. Sus manos amasaron sus pechos.

Gimiendo, ella se separó de él.

"Vaya, tú también lo eres. No vas a volver a ponerte duro, ¿verdad?"

"Sí, lo soy", anunció con orgullo. Y para agregar énfasis, presionó su miembro rígido firmemente contra su cuerpo.

"¿Quieres follarme de nuevo rápido?"

Cedric tragó y asintió con la cabeza.

Dejó la canasta de champiñones en el suelo.

"Entonces muestra lo que tienes".

Se dio la vuelta, se subió la falda lentamente de forma provocativa y se inclinó hacia adelante. Miró con avidez su culo regordete. Carolin se apoyó en el tronco de un árbol y abrió las piernas.

¡Él no quería perder esta oportunidad!

Follando a una mujer de pie por detrás; otro sueño de su juventud.

Liberó su pene duro de la tensión de sus pantalones. Felizmente agarró la cuerda y se quitó el tampón. Luego se paró detrás de ella, agarró su pelvis y empujó su miembro entre sus piernas.

Carolin gimió cuando él la penetró profundamente.

"Chico, chico, tienes una tribu poderosa".

Lentamente comenzó a empujarla. Sus gemidos se hicieron más y más fuertes. Se inclinó hacia adelante, metió la mano debajo de su blusa en busca de sus pechos y buscó los grandes pezones. Cuando apretó su pezón con fuerza y lo estiró, Carolin se sintió abrumada por un orgasmo violento.

Jadeando pesadamente, se deleitó con la euforia que el chico le dio. Ella le devolvió el favor con un vigoroso masaje en su miembro. Carolin conocía los efectos de sus músculos vaginales.

No tuvo que esperar mucho para obtener la confirmación.

Con un prolongado 'Ahh', su esperma se disparó dentro de su cálida cavidad lujuriosa.

La embriaguez de los sentimientos se calmó lentamente.

"Eres realmente insaciable. Creo que es suficiente. Tenemos que asegurarnos de volver".

Era reacio a separarse de ella. Ambos rápidamente pusieron su ropa en orden. Ella lo besó en la mejilla.

"Ese fue un buen final para la recolección de hongos".

Poco después, estaban de regreso en el campamento. Su marido ya la estaba esperando.

"¿Encontraste algo?"

Carolin agitó la cesta llena.

“Tuvimos éxito. Encontramos algunos hongos porcini geniales".

Abrazó a su esposo como una pareja de recién casados.

Después de la cena, el padre de Harry explicó que quería volver a Munich esa noche. La tienda de Anna estaba tan rota que no se pudo reparar. Tenía una tienda de campaña de repuesto en el sótano de su casa. Anna también quería montar ya que la inundación había empapado la mayor parte de su ropa. Ella quería conseguir ropa de repuesto. Harry decidió ir también; para poder pasar una noche con su novia en Munich.

¡Cedric no podía creer su suerte!

¡Se quedaría solo en el campamento con la madre de Harry!

Después de la comida, los tres se fueron y prometieron volver al día siguiente a la hora del almuerzo.

Carolin y Cedric se encargaron de los platos y arreglaron las tiendas. Luego se sentaron cansados frente a la fogata.

Carolin había abierto una botella de vino y Cedric tenía una cerveza.

"Bueno, ¿qué dices? Ahora tenemos toda la noche para nosotros".

Cedric asintió con entusiasmo.

"Casi se podría decir que lo planearon".

"Pero no lo he hecho. No lo habría manejado tan perfectamente", respondió ella con una sonrisa.

Cedric se levantó y se sentó detrás de ella y envolvió sus brazos alrededor de su cuerpo. Carolin dejó su vaso a un lado y echó la cabeza hacia atrás.

Entonces notó que se estaba enfriando. El sol se había puesto hacía mucho tiempo, las estrellas brillaban en el cielo nocturno.

Cedric comenzó a besar su cuello y colocó sus manos sobre sus muslos. Carolin disfrutó de su ternura. Cuando colocó sus manos sobre sus pechos, ella se estremeció.

Ahora estaba completamente oscuro. Cedric dejó de acariciar.

"Tengo que ir."

Carolin asintió en la oscuridad. "Yo también. Vamos a hacer pis".

Ella tiró de él detrás de ella hasta el borde cercano del bosque.

"Vamos", le pidió ella con una sonrisa.

"Pero eso no es posible", respondió nervioso.

"¿Debería ayudarte?"

"Uhh... no entiendo..." tartamudeó.

"Date la vuelta", le ordenó.

Cedric le dio la espalda y miró hacia el bosque. Carolin se colocó detrás de él, abrazó su cuerpo y abrió sus pantalones. Suavemente bajó sus jeans y sacó su pene de sus bragas.

Retiró su prepucio y lo apuntó a un árbol.

"Veamos un buen arco".

A Cedric le tomó un tiempo cumplir con su deseo. Cerró los ojos y se concentró en la presión de su vejiga. Luego sintió que la orina salía a borbotones de su pene.

Se apoyó en Carolin y disfrutó de este momento íntimo. Cuando se hubo sacudido las últimas gotas, empujó su pene dentro de sus bragas.

Luego dio un paso atrás, metió la mano debajo de su falda y se quitó las bragas. Con una sonrisa, se agachó y abrió los muslos.

"¿Usted también tiene ganas de orinar, señora Plessen?" preguntó.

"Claro, tengo que hacerlo".

"¿Puedo verlos? ¿Ayudarlos?"

"Lo que quieras."

Cedric la rodeó y se arrodilló detrás de la mujer. Agarró su esbelto cuerpo, le levantó la falda y le acarició el espeso vello púbico. Apretó suavemente el área donde sospechaba que tenía la ampolla.

Carolin jadeó suavemente y se rindió a su impulso. Tan pronto como las primeras gotas cayeron al suelo, sintió su mano presionando firmemente contra sus labios.

Cedric estaba asombrado por el cálido chorro que le bañaba la mano. Él la masajeó más y más fuerte. Incluso cuando su vejiga estaba completamente vacía. Carolin comenzó a gemir de placer cuando él metió un dedo en su raja húmeda. Aumentó la presión, comenzó a penetrarla más rápido.

Carolin se apoyó en el suelo y levantó la pelvis.

Los movimientos de sus dedos se hicieron cada vez más rápidos.

Entonces sintió temblar su cuerpo.

Ella gritó de placer cuando el orgasmo rodó por su cuerpo.

Le tomó un tiempo a su cuerpo calmarse. Nunca había tenido tanto erotismo y satisfacción en un día.

Se levantó y se arregló la ropa.

"Vamos, volvamos a la tienda", dijo, tomando su mano. "No queremos resfriarnos".

Un poco más tarde se sentaron frente a la fogata y entraron en calor. Carolin apuró la botella de vino mientras hablaban animadamente.

"Me voy a dormir ahora, Cedric", explicó, pero su voz sonaba un poco arrastrada. "Buenas noches."

Se levantó y entró en la gran tienda principal.

Cedric la miró con asombro porque había esperado sexo nocturno. Pero la madre de Harry parecía borracha y cansada.

Sin embargo, aún no estaba cansado. Ese día había sido el más emocionante de su vida hasta el momento. Se sirvió otra botella de cerveza, se sentó frente a la fogata y disfrutó del cielo estrellado.

Desde la tienda principal escuchó fuertes ronquidos. Carolin parecía profundamente dormida. Eso le hizo sentir curiosidad.

En silencio se deslizó en su tienda.

Estaba envuelta en un saco de oveja azul oscuro y parecía estar profundamente dormida. Miró alrededor de la habitación de los padres de Harry.

De repente vio un vibrador negro y un consolador color piel tirados en el borde. Hasta ahora solo había visto algo así en Internet. Con curiosidad, examinó los dos juguetes. Especialmente el vibrador despertó su interés.

Una y otra vez miró a Carolin dormida, pero ella no había notado su presencia. Roncaba como un soplo errante ruso.

Se deslizó en silencio hasta su saco de dormir y abrió la cremallera. Cuando esto estaba abierto, podía desplegar la tela por completo. ¡Carolin durmió completamente desnuda!

Él separó suavemente sus piernas y pudo ver que sus labios se abrieron ligeramente con este movimiento.

¡Eso despertó su curiosidad!

Cogió el vibrador y untó lubricante en el juguete.

Con una mano separó sus labios y presionó el dispensador de placer artificial contra su columna. Empujó lentamente el juguete sexual en su gruta húmeda. Luego agarró el control remoto y encendió el vibrador. Poco a poco fue probando todas las funciones.

"¿Qué estás haciendo ahí?"

Cedric se sobresaltó.

No se había dado cuenta de que Carolin se había despertado y lo observaba con ojos curiosos.

"Yo... uhh... discúlpeme, Sra. Plessen", tartamudeó.

"Lo estás haciendo bien. ¿De dónde sacaste la práctica?"

"No tengo ninguno. Es el primer vibrador que veo".

"Sigue adelante."

Carolin cerró los ojos y comenzó a masajear sus senos. Estaba segura de que Cedric no necesitaba ayuda.

Continuó jugando con el control remoto y lo hizo con tanta habilidad que Carolin no tardó en gemir en voz alta. Lentamente aumentó la intensidad del vibrador.

Poco después llegó a su clímax.

Su cuerpo tembló, su pulso se aceleró, sus ojos se volvieron negros, los sentimientos eran tan intensos.

Cuando volvió a abrir los ojos, el vibrador ya no estaba. Cedric se arrodilló desnudo entre sus muslos abiertos y acarició su dura polla.

"Fóllame, por favor", respiró emocionada.

Se inclinó hacia adelante, empujó su pene entre sus labios abiertos y la penetró suavemente. Carolin envolvió sus piernas alrededor de su espalda y presionó su cuerpo contra su erección.

Rápidamente encontraron el mismo ritmo.

Dentro y fuera, dentro y fuera.

Siempre más profundo, más duro y más intenso.

Un poco más tarde, Cedric alcanzó su punto máximo.

Él bombeó su cálido esperma dentro de su vagina una y otra vez, empujón tras empujón. Cuando sintió esto, obtuvo el segundo clímax en unos pocos minutos.

Alrededor del mediodía del día siguiente, los tres regresaron de Munich. Harry y su padre despejaron el auto y poco después comenzaron a instalar la pequeña tienda de campaña de reemplazo.

Cedric ayudó a Anna con su equipaje.

"Cedy, tenemos que hablar", le susurró suavemente al oído. Él la miró con asombro.

"¿Qué tenemos que discutir?"

Anna puso su mano sobre la de él.

"¿Te gustaría hacer una pequeña caminata en las montañas? Podríamos tener una gran charla".

"Sí, por supuesto", sonrió. "Estoy muy satisfecho."

Dos horas más tarde ya estaban en el Hollenzberg y tenían una vista maravillosa sobre el Zillertal. Directamente debajo de ellos estaba Mayrhofen, a su derecha Zell am Ziller, a su izquierda Finkenberg con el poderoso glaciar Tux.

A una altitud de casi 1.600 metros era agradable, el sol no quemaba tan fuerte como en el valle.

Anna había extendido una manta en un prado al lado de la ruta de senderismo. Sacó una botella de agua de su mochila y se la entregó a Cedric.

"¿Por qué me miras tan pensativo?" preguntó con curiosidad.

"Deben ser las mariposas en mi estómago".

Cedric la miró inquisitivamente.

"No entiendo lo que quieres decir."

“Pensé mucho en el largo viaje. Cedric, me enamoré de ti".

Ella le dio un beso en la mejilla.

Cedric no podía creer que una chica tan bonita se enamorara de él. Su mirada también aceleró su pulso.

"¿De verdad quiere decir eso?"

"Por supuesto, Cedylein", respondió ella suavemente. "No es divertido con algo así. ¿Qué dices?"

"Yo también me enamoré de ti", respondió. "Fue hace cinco años en septiembre".

"¿Le ruego me disculpe?"

“En septiembre, hace cinco años, estuve en tu casa con Harry por primera vez. Entonces tenías dieciséis años y eras la chica más hermosa del mundo. Cuando te vi por primera vez, me enamoré de ti. ¡Solo tomó unos diez segundos! Solo he soñado contigo durante cinco años. Nunca he tenido novia, ya que he comparado a todas las chicas contigo, pero ninguna podría competir contigo".

"¿Me has amado durante cinco años?"

"Sí", dijo avergonzado, mirando al suelo. Entre sus dedos jugaba con la exuberante hierba de las laderas alpinas.

"Eres dulce."

Anna apoyó la cabeza en su pecho. Ella disfrutó el hormigueo de sus dedos acariciando su largo cabello.

Nuevamente lo comparó con sus amigos anteriores. Llegó a la misma conclusión nuevamente: Cedric era completamente diferente, claramente era muy especial. Se sintió completamente feliz.

"¿Ana?"

"¿Sí, Cedyle?"

"No sé cómo decirlo. ¿Te importa que sea más joven?"

"No, ¿por qué debería molestarme?"

"¿Qué dirán tus amigos?"

"Estoy seguro de que se burlarán un poco de mí, pero no me importa. No saben lo que tengo en ti. Y créeme, si se burlan de ti, entonces pueden experimentar algo. No lo hagas". No te preocupes, no te comerán. La conocerás pronto, por cierto. Mi mejor amiga va a tener una gran fiesta en el jardín en tres semanas. Siempre es una gran fiesta".

Puso una mano sobre su estómago y lentamente la movió hacia sus pantalones. Con ternura acarició la tela y sintió su erección.

Cedric podría haberse quedado así durante horas, pero los dioses del clima no lo entendieron. Una nube se movió frente al sol y poco después empezó a llover.

Rápidamente empacaron y huyeron al valle. Cogidos de la mano, bajaron a tropezones por la pendiente. Cedric notó una roca que sobresalía y empujó a Anna hacia ella. Tan pronto como llegaron al lugar seco, la lluvia se hizo aún más fuerte. Se sentaron en una piedra que se apoyaba en la pared rocosa como un banco y se envolvieron en la cálida manta.

Con ternura, se acarició el pelo negro de la frente.

"Es un lugar agradable, si tan solo no tuviera tanto frío".

Cedric la miró sorprendido. "No tengo frio."

Le pasó el brazo por los hombros y la abrazó con fuerza. Vieron la lluvia, que cada vez era más fuerte, abrazados con fuerza.

Un fuerte trueno hizo saltar a ambos. Flash tras flash siguió más y más rápido. La tormenta parecía haber alcanzado al Zillertal.

Cedric observó el espectáculo mientras Anna se acurrucaba más y más cerca de él. Su mano corría incesantemente por su espalda, a veces también por su cuello.

Anna le puso la mano en el muslo y empezó a acariciarle los vaqueros. Puso su mano sobre su erección y masajeó el bulto.

"¿Podrías por favor quitarte los pantalones?" preguntó en un susurro. "Entonces puedo acariciarte mejor", continuó cuando notó su mirada perpleja.

“Con mucho gusto, pero igualdad de derechos para ambos. Sería feliz si te quitas los jeans también”.

Con sentimientos cálidos en el estómago, Anna pensó que ninguno de sus amigos le había pedido algo tan amable. Simplemente le habrían desabrochado los pantalones y quitado la tela.

"Eres lindo," ella respiró.

Ambos se levantaron y se abrieron los pantalones. Casi al mismo ritmo se desnudaron.

"El resto también, Cedylein. ¡Por favor!"

Él le sonrió, agarró sus bragas y se las bajó. Observó cada uno de sus movimientos y admiró la forma masculina de su sexo. Su pene se veía aún más atractivo de lo que había imaginado. En la oscuridad de la noche anterior, solo había podido sentirlo, pero no verlo.

"Me gusta lo que veo", susurró, sonriendo suavemente.

"¡Ahora tú! Por favor, quiero ver tu cuerpo".

"Lascivo", respondió ella con una sonrisa y lo besó amorosamente en la boca.

Luego dio un paso atrás para que él pudiera verla bien.

Se desabrochó los botones de su blusa y se los quitó. Luego se quitó el sostén.

Cedric respiró hondo y exhaló mientras observaba la forma perfecta de su busto. En su belleza, Anna le parecía una diosa que acababa de dejar el Olimpo.

¡Ella era perfecta!

Con una sonrisa burlona en los labios, agarró la cinturilla de sus bragas y las bajó lentamente. Cuando las bragas llegaron al suelo, caminó hacia Cedric.

"Siéntate, por favor", le pidió.

Dejó la manta sobre la piedra y se sentó. Anna se arrastró sobre sus muslos y se acurrucó en su regazo.

Su pene ya sobresalía con fuerza de su cuerpo en su tamaño completo sin ninguna influencia externa. Anna se acercó más y más a él. Cuando sus labios encontraron un beso apasionado, su rígido miembro tocó sus labios levemente abiertos.

"Te amo, Cedy", gimió ella, embistiendo su pene profundamente en sus partes íntimas con un movimiento firme.

Cedric disfrutó la fricción en su vagina, pero disfrutó aún más el contacto visual. Pensó que estaba penetrando a través de sus pupilas en su alma y tocando su verdadero "yo".

Anna se movió cada vez más rápido, pero mantuvo el contacto visual. Vio que sus ojos cambiaban de un tono marrón a un verde oscuro.

Solo cuando sus gemidos se hicieron más fuertes y comenzó a moverse salvajemente, rompió el contacto visual. Anna pensó que estaba volando por el universo, más allá de las estrellas brillantes, el orgasmo fluyó a través de su cuerpo tan intensamente

Su clímax comenzó en el dedo gordo del pie, corrió a través de sus piernas, subió por su torso y explotó en su cerebro. Ella tembló, lloró, gimió y perdió el contacto con su entorno.

Cuando abrió de nuevo la puerta al presente, sintió su cálido semen goteando de su vagina. Durante su viaje por el universo, él se había derramado en ella.

"Cedy, eso estuvo genial".

"Te amo, Anna", susurró, besando su mejilla y mordisqueando el lóbulo de su oreja izquierda.

"Yo también te amo, cariño", respondió ella. "Deberíamos recordar esta posición, nunca había sentido un orgasmo tan intensamente".

Tan pronto como estuvieron completamente vestidos, un perro de caza corrió y poco después un cazador con una gruesa chaqueta impermeable.

"Hola, ¿estás perdido?"

"No, esperemos debajo de esa cornisa hasta que deje de llover. Vivimos en el campamento de Mayrhofen".

"¿Esperar a que llueva? Pero tendrás que esperar mucho tiempo. La lluvia difícilmente se detendrá hoy.

El sabueso se sentó junto a Cedric y se apoyó en sus piernas. Incluso cuando su maestro lo llamó, levantó la vista brevemente, pero se quedó sentado allí.

El cazador reconoció el comportamiento de su perro con una sonrisa.

"Supongo que te gustan los perros. De lo contrario, no se te pegaría así".

Cedric negó con la cabeza: "En realidad, tengo más miedo de los perros extraños".

"Deberías darte prisa y correr hacia el valle. Estamos teniendo una temporada de lluvias más tranquila en este momento, pero la tormenta eléctrica se intensificará".

"Gracias", respondió Anna, tomando la mano de Cedric. Juntos se apresuraron por el sendero hacia el valle.

Llegaron al campamento completamente empapados.

Pasaron la tarde en la carpa principal jugando varios juegos de cartas.

Como no se podía hacer una parrillada, fueron a cenar a Finkenberg. En la taberna esa noche había una fiesta de la asociación local de disfraces, lo que hizo que Harry resoplara con desdén. La idea de tener que escuchar música folclórica toda la noche lo entristecía.

Por lo tanto, después de la cena, instó a una partida inmediata.

Cuando llegaron a Mayrhofen, la lluvia casi había dejado de llover. Para que pudieran tomar una copa juntos bajo el toldo.

Cedric no tenía idea de que a dos mujeres les hubiera gustado pasar la noche con él. Después de una hora de conversación amena, cada uno de los hombres ya había bebido tres botellas de cerveza.

Cedric tiró la cuarta botella que Harry quería darle.

"No, gracias, ya estoy cansado. Saldré rápidamente al bosque nuevamente y luego dormiré en nuestra tienda".

Después de unos pasos, escuchó que alguien lo seguía.

Se volvió y reconoció a Anna. Ella tomó su mano y rápidamente tiró de él.

"No tenemos mucho tiempo. Harry estará allí".

Después de unos pocos pasos, ella se detuvo y lo abrazó. Rápidamente comenzaron a besarse. Cedric puso sus manos alrededor de su cintura y la abrazó con fuerza.

El crujido de una rama los separó. Su padre pasó a unos metros de ellos sin reparar en ella. Justo detrás de él siguió a Harry, que se tambaleaba un poco.

Se deslizaron silenciosamente a un lado. Detrás de un árbol grueso esperaban pasar desapercibidos. Pero no hubo tiempo para más que unos cuantos besos.

Cuando Cedric entró en la tienda, Harry ya estaba en su saco de dormir y se había sumergido en una de sus revistas porno.

"¡Tienes que ver esas tetas monstruosas!"

¡Cedric gimió internamente!

Eso es exactamente lo que había temido. Harry ahora revisaría todo el folleto con él. Todo lo que quería era acostarse en su saco de dormir y soñar con Anna.

Pero Harry no entendió, se deslizó más cerca y le mostró las fotos.

De repente, alguien golpeó la lona.

"Soy yo, Anna. ¿Puedo pasar? La tienda nueva también está goteando. Me está lloviendo".

"Por supuesto", respondió Harry, escondiendo rápidamente las revistas porno.

Anna se metió en la tienda con su saco de dormir.

"Gracias, es muy amable de tu parte. No tengo ganas de dormir en la tienda principal. Mamá ronca tan fuerte".

Tiró el saco de dormir entre Cedric y la pared de la tienda. Se metió con cuidado en la tienda y se metió en la cálida cavidad de su saco de dormir.

Harry apagó la linterna y se giró para mirar hacia otro lado.

Anna extendió la mano hacia Cedric y le acarició suavemente la cara. Besó las yemas de sus dedos y deseó que Harry se durmiera rápidamente. Pero ese no parecía ser el caso hoy, siguió dando vueltas y vueltas. De repente, gruñó y se desprendió de su saco de dormir. Anna esperó hasta que salió de la tienda.

"Sí, sí, la cerveza".

Cédric asintió. "Hace mucho tiempo que no lo veo tan borracho".

“Es una pena que mi tienda sea tan pequeña. De lo contrario, podrías haber venido a mí.

"¿Pensé que tu tienda estaba goteando?"

"Fue una mentira piadosa. De lo contrario, tendría que dormir solo. No habrías venido a mí, ¿verdad?"

Cedric se mordió el dedo.

"Eres uno para mí. Pero no es verdad. Quería correrme tan pronto como Harry se durmiera".

"Pronto se dormirá, borracho como está. Te diré una cosa, si bebes tanto, entonces se acabó para nosotros".

“No tengo ningún problema con eso, no me gusta el alcohol.

"Eso es bueno porque he tenido malas experiencias con hombres borrachos".

El regreso de Harry puso fin a su conversación. Después de que volvió a apagar la linterna, Anna tiró de la mano de Cedric hacia ella y le devolvió la ternura que había recibido anteriormente.

Harry no tenía idea de lo que estaba pasando tan cerca de él. Pensó que ambos estaban profundamente dormidos y decidió hojear una revista porno a la luz de una linterna. Para no despertar a los demás, se deslizó profundamente en el saco de dormir y así cubrió la luz.

A diferencia de Cedric, Anna no tenía idea de qué tipo de literatura mantenía despierto a su hermano. Pero pronto supo lo que estaba haciendo, porque incluso sus gemidos ahogados no podían ser ignorados.

Anna encontró la situación divertida pero también emocionante al mismo tiempo.

De repente se hizo el silencio en la tienda. El débil resplandor de la linterna se apagó y poco después un suave ronquido indicó que Harry finalmente había emprendido su camino hacia el país de los sueños.

Permanecieron quietos durante un rato. Entonces Anna no pudo soportarlo más en su saco de dormir. Cedric ya la estaba esperando.

Mientras se besaban, comenzaron a desvestirse. No había rastro de su timidez la última vez. Se empujaron unos a otros hacia abajo de sus pantalones con los pies. No todo sucedió sin risas.

De repente, Harry jadeó.

"No puedes estar callado. Quiero dormir."

"Yo también, acabo de recordar una broma de antes".

"Joker", gruñó Harry y se durmió de nuevo en un momento.

Anna presionó su cuerpo delgado y suave con avidez contra Cedric. Ella besó lentamente desde el cuello hasta su pecho y hacia abajo. ¡Por fin había alcanzado su objetivo!

Suavemente, susurró un beso en la rama que se elevaba abruptamente.

Cedric gimió suavemente.

Ella envolvió sus labios alrededor de su pene y comenzó a chupar su cabeza mientras ponía una mano entre sus muslos y masajeaba intensamente su clítoris.

Le raspó suavemente la piel con las uñas hasta llegar al escroto. Hizo cosquillas en las bolas hinchadas con la punta de los dedos. Luego tomó un testículo entre tres dedos y lo movió de un lado a otro.

Su lengua acarició la parte inferior de su glande desnudo. Con sus dientes mordisqueó tiernamente la cabeza de su eje.

Cedric se encabritó con placer, después de lo cual Anna dejó que su lengua rodeara su glande aún más rápido. Él respiró hondo y fuerte en sus pulmones mientras ella tomaba la punta de su polla entre sus labios.

Su miembro entró lentamente en su boca. Cedric siguió tratando de mover su pelvis hacia adelante para poder entrar más profundo. Pero Anna pudo esquivarlo hábilmente. Su lengua giró en su parte inferior, buscando los puntos sensibles. Más y más empujó su pieza dura en su boca hasta que lo absorbió por completo. Sintió su glande en el paladar y comenzó a chupar ligeramente. Una mano le hizo cosquillas en las bolas, la otra mano raspó las uñas afiladas hacia su estómago. Sientes sus músculos abdominales tensos.

Un espasmo recorrió su cuerpo.

Ella había alcanzado su objetivo y sintió su orgasmo acercándose. Aún más rápido chupó su varita. Quería que él estallara en su boca.

El indefenso Cedric explotó y bombeó todo su semen por su garganta. Se lo tragó todo y saboreó el agradable sabor de su semen.

Después de lamerle la polla hasta dejarla limpia, se arrastró hasta sus brazos. Ella se acurrucó con cansancio en su hombro.

"Si Harry supiera lo que estamos haciendo, estaría sobrio en poco tiempo", susurró.

"Él seguramente miraría".

“Sí, mi hermano es un voyeur nato. Él sigue tratando de verme ducharme. Pero nunca le he dejado ver más que mi trasero. Esperaba que eso sucediera una vez que tuviera una novia estable. Pero nada ha cambiado”.

"Si tuviera una hermana tan hermosa, también lo intentaría".

"Me alegro de que no seas mi hermano".

"Yo también."

Anna le dio un suave beso.

"Buenas noches, querida. Que duermas bien".

Cedric estaba demasiado emocionado para dormir. Acarició a Anna hasta que estuvo profundamente dormida.

Harry gimió a la mañana siguiente.

"Oh Dios, me siento enferma".

Cedric se frotó los ojos somnoliento. "Solo bebe menos".

La respuesta de Harry fue imprimible. Huyó de la tienda sin cerrarla detrás de él.

El frío húmedo se deslizó por la abertura. Cedric consideró quedarse en la cama, pero el hambre lo hizo salir de su saco de dormir. Se vistió rápidamente y corrió bajo la lluvia hacia la tienda principal.

Un buen desayuno haría que el día pareciera más color de rosa.

"Buenos días, Cedric. Siéntate. El té estará listo pronto".

Carolin le guiñó un ojo con una sonrisa y se volvió hacia la cocina de gas. Cedric se sentó junto al padre de Harry y comenzó a untar Nutella en un panecillo.

Poco después, Marcel Plessen se levantó, agarró sus cigarrillos y salió de la carpa principal.

"Estoy afuera para fumar", se despidió.

"Te escuchamos anoche", dijo Carolin cuando su esposo se fue.

"¿Ronqué?"

"No, Harry hizo el papel."

Cedric necesitó unos segundos antes de entender lo que Carolin quería decir con los ruidos. Sintió sus mejillas ruborizarse con un rubor rojo. Ahora volvía a ser el chico tímido.

"Está bien. Es agradable cuando eres joven y estás enamorado. ¿Tuviste sexo con mi hija?"

"Uhh... no, en realidad no", respondió, avergonzado.

"Ah, ya veo", respondió ella, asintiendo con la cabeza. "Ella te dio la cabeza para ponerte a dormir. A los hombres les gusta eso, lo sé por Marcel".

"Sí... eh".

De alguna manera, Cedric se sintió avergonzado de hablar con la madre de Anna sobre las actividades orales de su hija.

"Te has sonrojado, Cedric", dijo, sonriendo. "Ni siquiera sé que te gusta eso. ¿Puedes despertar a Anna?"

—Sí, por supuesto, señora Plessen.

Cedric, todavía rojo en la cara, se dio la vuelta y salió apresuradamente de la tienda. Marcel se paró frente a la tienda y dio una calada a su cigarrillo.

"La próxima vez tendrás tu propia tienda de campaña, un poco más grande. Entonces estarás más cómodo".

Rápidamente corrió bajo la lluvia hacia su tienda. Anna durmió profunda y profundamente. Ella no se dio cuenta de que él se arrastró dentro de la tienda. Su largo cabello negro azulado enmarcaba su cabeza como un halo.

Se acostó junto a ella y la besó en la mejilla.

"¿Qué hora es?"

"Casi las diez. Te quedaste dormido. Se supone que debo despertarte, el desayuno ya está listo".

Abrió su saco de dormir y se vistió rápidamente. Tomados de la mano, fueron a la tienda de sus padres. Harry todavía estaba tan ocupado con sus náuseas que no se dio cuenta.

Completamente diferente a sus padres.

Marcel asintió a los dos y les empujó el pan que acababa de untar.

"Buenos días, Anna. Desafortunadamente, parece que nos vamos a ir a casa después de todo. Acabo de escuchar el pronóstico del tiempo. Se supone que lloverá continuamente durante los próximos días. Así no es divertido acampar. ¿Están todos bien si ¿Vete a casa?"

Acordaron por unanimidad su propuesta.

Harry se saltó el desayuno. Siguió oscilando entre la tienda y el bosque. El color de su rostro mejoró lentamente.

Después del desayuno comenzaron a desmontar las tiendas. Carolin y Cedric se conocieron cuando regalaban.

En el camino a casa, Anna se sentó en el medio y tomó la mano de Cedric.

Unas tres horas después llegaron a Munich.

¿Perduraría su amor a pesar de la diferencia de edad?

2

¡APUESTA GANADA!

Finalmente me paré frente a la puerta del apartamento y busqué desesperadamente la llave. Maldije internamente e hice una nota mental para finalmente ordenar mi bolso como lo había hecho cien mil veces antes. Por supuesto, también esta vez sería un deseo piadoso.

Después de buscar y juguetear un poco, había llegado el momento y me paré en el pasillo de la casa de mis padres. Vivíamos en una casa adosada en el distrito Pasing de Munich.

Era finales de julio y yo estaba en vacaciones de semestre. Estudié historia del arte y musicología en la Universidad de Innsbruck. Había decidido específicamente ir a Austria porque tuve que vivir una separación desagradable después de mi Abitur. Así que la distancia física a Munich fue buena para mí.

Arrastré el carrito detrás de mí hasta mi habitación y me dejé caer en la cama. Estaba tan tranquilo en esta casa, muy diferente del dormitorio donde me quedé.

Poco después abrí mi maleta, saqué el neceser y la ropa sucia y entré al baño. La ropa usada desapareció en el cubo de la ropa sucia e inmediatamente después tiré mi camiseta, mis calcetines y mis bragas.

Me quedé completamente desnudo en la habitación de azulejos verdes y pensé, como tantas veces, que el arquitecto debería ser estrangulado por su elección de color.

Me miré rápidamente en el espejo y me di cuenta de que me veía cansada.

¡Solo refréscate!

Después de la ducha, fui desnuda a mi habitación y me deslicé bajo las sábanas. Mi madre acababa de hacer mi cama.

Cerré los ojos como si estuviera solo y comencé a acariciar mis pezones con ternura con mi mano derecha. Estaba cansada, pero también sabía que no sería capaz de dormir sin hacer mis necesidades primero.

Me levanté con un suspiro y saqué mi pequeño vibrador negro de mi armario. Revisé su función antes de deslizarme de nuevo en mi cama. Coloqué la manta a mi lado porque me gustaba poder verme masturbarme. Me encanta ver el vibrador penetrando mi vagina.

Abrí mis muslos con avidez, acariciando mi vello púbico rubio con mi sirviente del amor. Entonces lo empujé lentamente en mi columna mojada.

Se deslizó fácilmente dentro de mí, como si ya lo hubieran esperado. Lentamente me cogí con el consolador. Inmediatamente mis pezones se endurecieron y se convirtieron en pequeñas torres. Con mi mano izquierda amasé mis senos, con mi mano derecha guié al ayudante tarareando profundamente dentro de mi vagina goteante.

¡No, literalmente me la metí en el coño!

¡Con el máximo rendimiento!

Así que subí la escalera de la lujuria.

Ya no era consciente de nada fuera de mi habitación. ¡Un error, como pronto resultó!

Gimiendo, disfruté la punta zumbante en mi clítoris. Grité, jadeé y di vueltas y vueltas.

Mi orgasmo disminuyó lentamente.

Cuando abrí los ojos, vi una sombra oscura en el pasillo. Abrí mis ojos con sorpresa!

¡Capturado!

Allí estaba Henri, el amigo de veinte años de mi hermano. Lo conozco desde hace más de cinco años. Entraba y salía de nuestra casa y pasaba todo su tiempo libre con mi hermano Lukas.

Sobresaltada, cerré las piernas, pero había olvidado el vibrador, que se hizo sentir y me obligó a abrir de nuevo los muslos.

Sin embargo, el pequeño demonio que hay en mí se hizo cargo de inmediato e hice algo en lo que de otro modo no habría pensado en la vida.

Abriendo mis muslos lo más que pude, saqué lentamente el vibrador de mi vagina y lo llevé a mi boca, donde comencé a lamerlo. Mi mucosidad era dulce y olía intensamente a orgasmo.

Dejé mis muslos abiertos para que Henri tuviera una buena vista de mis labios, que se estaban cerrando lentamente de nuevo.

Se quedó allí, pegado a sus pies, mirándome. Vi el bulto creciendo en sus pantalones.

Solo cuando mi orgasmo disminuyó y el vibrador se lamió, cerré las piernas y me senté.

Sus ojos dejaron mi abdomen y se enfocaron en mi rostro.

"Er...", comenzó a tartamudear. "Lo siento... no fue mi intención..."

"¡Pero lo hiciste!" Respondí deliberadamente y con reproche.

"Yo... quería... solo... uhhh. Vi a alguien en la casa y pensé que era tu hermano".

"¿Has notado que hay una campana en nuestra casa?"

"Sí... eh... lo sé, pero la puerta principal estaba abierta".

¡Maldita sea!

Olvidé cerrar la puerta detrás de mí.

Todavía no me quitaba los ojos de encima. Literalmente tomó la vista de mi cuerpo. Mis piernas esbeltas y dobladas, mis tetas jóvenes y firmes y mis pezones rígidos.

El diablo todavía tenía posesión de mí.

"¿Te gusta lo que ves?"

"Oh..."

En cámara lenta, giró la cabeza y murmuró: "Lo siento".

Estaba a punto de irse cuando le devolví la llamada.

"¡Alto! ¡Henri, vuelve de inmediato!"

Mi petición llegó con voz aguda. Se arrastró de vuelta a mi puerta y me miró como un desastre miserable. Miró hacia abajo avergonzado, como un estudiante al que sorprendieron fumando en el baño de la escuela.

"¿Qué más es?" murmuró.

"¡Ven aquí ahora!" Ordené muy dominantemente.

Su expresión preocupada y perpleja dio paso a la sorpresa. Probablemente no habría esperado ese tono.

"¿Quieres que... entre...?"

"¡Sí!"

Entró al trote y se detuvo a un metro delante de mí.

"¡Acercate un poco mas!"

Se acercó a él y trató, con un éxito limitado, de disimular su curiosidad. Sus ojos se deslizaron con avidez sobre mi cuerpo.

"¡Aún no has respondido a mi pregunta!"

"¿Qué..." tragó saliva. "Que pregunta...?"

El pobre Henri estaba tan desprevenido que realmente no podía recordar lo que le había preguntado.

"Te pregunté si te gustaba lo que ves".

Ahora Henri se tomó el tiempo para examinar mi cuerpo en detalle. Aparentemente tomó eso como un permiso para mirarme boquiabierto.

"Uhh... sí... ¡por supuesto! Eres hermosa, Naomi".

Extendí mi brazo izquierdo y la presioné contra el bulto en sus pantalones desde abajo.

"¿No mas?"

¿Qué me pasaba?

Como un gato persiguiendo felizmente a un ratón, lo asumí y no le di la oportunidad de escapar.

"Sí, por supuesto..."

"Por supuesto que?"

Aumenté la presión sobre sus pantalones, haciendo que su pene siguiera creciendo.

"Eres muy... sexy... una verdadera rubia, no lo sabía", explicó después de mirar mi vello púbico rubio.

"¿Te gusta el vello púbico?"

"Oh, sí, mucho. Completamente desnudo parece un niño pequeño. Pero no soy un pedófilo".

"¿Estás tan excitado por mi vello púbico?"

"No solo eso, todo tu cuerpo es sexy".

Golpeé mi mano sobre el bulto, lo cual reconoció con un grito de dolor.

"¿Así que eso te da derecho a mirarme boquiabierto y ponerte cachondo, cerdo cachondo?"

Aumenté la presión sobre su polla dura.

"No, por supuesto que no", admitió de inmediato tímidamente.

"Está bien", respondí después de pensarlo un momento. "Creo que podemos hacer un pequeño trato. Después de que me hayas visto hacérmelo a mí mismo, es justo que pueda verte hacerlo como si te masturbaras, ¿verdad?"

"¿Quieres que me masturbe aquí frente a ti... uhhh... masturbarme?" salió incrédulo.

"Eso o le diré a mi madre que tu lujurioso se coló en nuestra casa para vigilarme en secreto. ¡Entonces se te prohibirá entrar aquí!"

"No, por favor no lo hagas", respondió con ansiedad.

"Entonces será mejor que hagas lo que te digo", dije bruscamente.

Todavía a regañadientes, siguió mis instrucciones. Sus manos fueron al cinturón y lo desabrochó. Saqué la mano del bulto y esperé a que se quitara los pantalones.

Cuando vi la carpa en sus bragas, no pude evitar lamerme los labios secos con la lengua.

¡Maldita sea, me di cuenta de que estaba caliente!

Mi orgasmo de hace un momento no había contribuido realmente al alivio, pero solo me puso aún más caliente. En mi lugar de estudio habría ido unas cuantas habitaciones más allá en tal ocasión y me habría echado un buen polvo con uno de mis amigos.

¡Solo el amigo de mi hermano estaba disponible para mí aquí!

Mientras se quitaba las bragas, su polla rígida salió disparada y se balanceó en mi dirección. Su pene apuntaba peligrosamente a mi cara.

Involuntariamente separé mis muslos y acaricié mi vello púbico rubio con los dedos de mi mano izquierda. La mano derecha jugaba con mis tetas.

"¿Te pondré cachondo si hago esto?"

"Me pones cachondo desde que te vi por primera vez hace cinco años", respondió.

Que quiso decir con eso?

Mierda, ¿el amigo de mi hermano ha estado cachondo conmigo durante tanto tiempo?

Me miró con los ojos muy abiertos. Su mirada recorrió mis senos y mi entrepierna mientras su mano derecha se cerraba alrededor de su polla, masturbándola frenéticamente.

Vi sus esfuerzos desesperados por un clímax rápido para alejarse de mí.

"¡Deténgase!"

Mi voz resonó con fuerza en la habitación. El amigo de mi hermano me miró sorprendido.

"¡Eso no servirá! ¡Te mueves tan rápido que ni siquiera me doy cuenta!"

Obedientemente, Henri ahora trató de masturbarse un poco más lentamente. La bellota roja me fascinó. Cada vez que salía del prepucio, la pequeña hendidura se abría. Gruesas venas recorrían el polo del amor debajo de la punta de su pene. En el escroto arrugado, las dos bolas rebotaban arriba y abajo con cada movimiento.

No podía ver esto por más tiempo.

La humedad se disparó en mi vagina y ya estaba goteando sobre la cama.

Puse mi mano izquierda sobre su mano derecha y lentamente la aparté de su pene. Su falo se movió hacia mí. Tomé su escroto en mi mano y lo masajeé con ternura.

"Ohhh... ¡ahhh! Naomi, ¿qué estás haciendo?" gimió, luego dejó de lloriquear cuando agarré sus bolas un poco más fuerte.

"¡Haré lo que quiera!" siseé.

Luego tomé la punta hinchada de su pene en mi boca. Chupé con avidez esta fruta prohibida y saboreé el sabor salado y agrio. Saqué mi mano derecha de mi regazo y la envolví alrededor del eje de su cerrojo.

Su respiración se hizo más fuerte, más estertorosa.

Observé atentamente sus reacciones. La lista de tipos con los que me había tirado era lo suficientemente larga como para darme cuenta de que él estaba a punto de estar allí. Ahora surge la pregunta de cómo proceder.

¡Estaba caliente, eso era seguro!

El único tipo follable estaba parado frente a mí con los pantalones bajados y su polla en mi boca.

¿Me arrepentiría?

Tenía que ganar tiempo.

Así que solté su vara, me eché hacia atrás y abrí las piernas.

"¡Ahora devuélveme el favor y lame mi coño!"

Era malo matarlo de hambre tan cerca de su clímax, pero necesitaba tiempo para pensar.

¡Era el mejor amigo de mi hermano!

Un joven de dieciocho años a quien conocía desde hacía años.

Mejor si termino con esto ahora mismo.

Pero tuve que reconocer que Henri me ha cuidado bien hasta ahora. Su lengua era ágil y rápida.

¡Maldito!

¡Él podía lamer muy bien!

¿Folló tan bien como lamió?

¡Solo había una manera de averiguarlo!

"¡Mmmmm! Lo estás haciendo bien", elogié al joven.

De hecho, levantó la cabeza y me sonrió con amor y ternura.

¿Estaba enamorado de mí?

Mierda, realmente debería parar aquí o también le romperia el corazón. ¡Eso definitivamente sería malo para mi karma!

Pero él ya había empujado su lengua de nuevo en mi grieta.

¡Maldita sea! También podría limpiar mi karma en mi próxima vida.

"¿Quieres follarme?"

El mejor amigo de mi hermano dudó solo brevemente.

"Sí, sí... uhh".

"¿Pero?"

"¿Estás seguro de que quieres esto? Ni siquiera me has notado en los últimos años y ahora quieres sexo conmigo?"

"¡El problema con ustedes, hombres, es que hablan demasiado!"

Henri se levantó lentamente.

Su polla gruesa y rígida se movía arriba y abajo frente a él. ¡Se veía delicioso! El glande apuntaba exactamente a mi vagina entreabierta por pura anticipación.

"¡Venir!"

Fue solo una palabra. Tomé mis labios con ambas manos y los separé.

"¡Ella te está esperando! ¡Ven a follarme!"

Henri era solo un hombre, lo que significa que su sangre se había ido a su abdomen. Como resultado, había un suministro insuficiente en su cerebro. ¡Podría haberle pedido cualquier cosa!

En poco tiempo estaba completamente desnudo. Era muy bien formado, delgado, musculoso, un Adonis de dieciocho años.

¡Delicioso!

Se subió a mi cama y se acostó entre mis piernas. Tomé su polla dura y la guié hacia mi coño de pelo rubio. Con un solo empujón metió su polla en mi cueva de placer.

Me eché hacia atrás y cerré los ojos.

Entonces sucedió algo que no esperaba.

La mayoría de los chicos habían comenzado a follarme duro, golpeándome como un conejo enamorado.

¡No así Enrique!

El amigo de dieciocho años de mi hermano tenía el control.

Lo tomó con calma, rotando su pelvis, empujando su pene en cada rincón de mi vagina.

¡Cielo! ¿Eso fue bueno?

"Mhmmmm..." gruñí, "... sí... ¡bien! ¡Continúa!"

Su mano izquierda agarró mi seno derecho, flexionándolo, jugando con él, acariciándolo, girando el pezón, sin siquiera detener sus embestidas calientes.

¡Un hijo de puta multifuncional! ¡Enfriar!

Nuestros rostros se acercaron y nuestros labios se tocaron. Abrí la boca y dejé salir la lengua. Lo chupó con avidez. El calor de la lujuria inundó mi cuerpo.

"¡Henry! ¡Henry! ¡No pensé que pudieras hacer eso!"

Besándonos nos follamos más impetuosamente. En mi opinión, debería estar a punto de irse. ¡Pero aún no estaba lista!

Al darse cuenta, envolvió sus brazos alrededor de mí y nos giró a ambos para que yo yaciera encima de él. Con gratitud aproveché la oportunidad de montar en su poderoso poste. Así que le di la oportunidad de agarrar mis tetas, turnarse para llevárselas a la boca y acariciarlas.

Mi viaje se hizo cada vez más agudo, mi emoción se hizo cada vez mayor.

Ahora era yo quien estaba a punto de llegar al clímax.

Sabía lo que quería.

Así que me acosté encima de él y nos volví a colocar en la posición del misionero. Henri vio lo que yo quería.

Comenzó a follarme con calma y profundidad, siempre asegurándose de que su polla tocara mis zonas sensibles cerca del clítoris.

"Mhmmm," gruñí de nuevo. "¡Fóllame más fuerte!"

Como se le pidió, aumentó el ritmo. Su gruesa polla atravesó mi coño como un martillo de vapor. ¡No podía creer la resistencia que tenía! Me folló profundo y duro y mi lujuria aumentó a la misma velocidad.

Estaba a solo unos momentos de mi clímax cuando levantó la pelvis y cambió el ángulo en el que empujó dentro de mí.

Respiré hondo cuando su polla golpeó mi punto G.

"¡Ohhh... síaaa!"

No pude hacer más, porque ahora todo lo que siguió fue mi jadeo. Mi deseo aumentaba con cada embestida y solo tomó un corto tiempo hasta que las olas finalmente rompieron sobre mí. Me clavó su polla como un gamo y yo estaba muy feliz de entregarme a él.

Llegué al clímax, gimiendo, hasta que de repente se sentó y me indicó que me diera la vuelta.

Todavía no tenía el control de mis sentidos y cumplí con su pedido con torpeza.

Tan pronto como le ofrecí mi trasero, puso su polla en mi vagina y la empujó lo más profundo posible. Me cogió por detrás. Me sentía como una perra en celo. Esta posición permitió que su maravilloso pene penetrara áreas de mi cuerpo que nunca antes habían sido tocadas por un hombre.

Ya no puedo decir cuánto tiempo me usó. Me perdí esos segundos porque todavía estaba disfrutando de mi orgasmo que se desvanecía.

De repente, comenzó a temblar y bombeó su esperma en mi coño. El agradable calor de su jugo de amor se extendió por mi estómago. Después de algunos empujones más, todo había terminado para él. Rodó sobre su costado y tiró de mí con él hasta que estuvimos acostados uno al lado del otro en la posición de cucharita.

Nuestra respiración era difícil

¡De repente escuché ruidos en el pasillo!

Mi hermano menor, Lukas, se paró en la puerta y nos sonrió.

"Todo salió muy bien, Henri. Por cierto, te veías sexy cuando estabas follando".

"¿Qué?" Pregunté completamente confundido. Estaba sin palabras.

"Las probabilidades de apostar eran tan altas que no podía negarse. Durante dos años, las apuestas han sido sobre cuándo Henri podrá follarte. Tomé fotos increíbles con mi iPhone como prueba. No te has dado cuenta de cuánto tiempo te he estado observando".

"No... no puede... no..." tartamudeé.

"Date prisa, Henri. Deberíamos ocuparnos de las ganancias de las apuestas".

Henri se levantó y se vistió.

Antes de salir de mi habitación, me besó suavemente en la mejilla otra vez.

"Eres linda, Naomi. Te habría follado sin apostar".

Entonces me di cuenta de que no me había olvidado de cerrar la puerta principal. Los dos chicos ya me habían estado esperando.

¡Había sido un juego preparado para ganar una apuesta!

3

GARGANTAS BOSQUEDAS EN SUIZA!

Cada año, cuando poco a poco vuelve a hacer calor, espero con ansias el campamento de verano en Suiza. Los últimos años siempre han sido semanas muy agradables. La primera vez yo también era un adolescente, aquí es donde tuve mis primeras experiencias sexuales y todavía me siento muy cómodo aquí al aire libre.

¡Pero la marea ha cambiado!

Ahora puedo estar con los adolescentes durante el día y asegurarme de que no hagan lo que yo hice entonces. Todavía me los sé todos, estos trucos y escondites secretos. Mi grupo objetivo también es diferente ahora: los cuidadores.

Impresiona tremendamente a las mujeres cuando puedes tratar con niños.

Esa es la mitad de la batalla por un rapidito.

Si además te ves encantador y en forma, nada puede salir mal.

¡Estaba más interesado en Lisa!

Ella es la hermana menor de mi mejor amigo Tobias. Como todos los años, organizó este viaje para la iglesia local. Como crecimos casi como hermanos debido a mi amistad con Tobías, conocía su desarrollo físico. Pasó de ser una chica sencilla y de pecho plano a una joven muy erótica y hermosa.

Cuando llegué al punto de encuentro, Lisa ya estaba allí. Siempre fue muy consciente de la organización.

Desde una distancia segura, la miré mientras estaba de pie en el autobús con su lista de participantes. Su dulce carita angelical y sobre todo sus pequeños pero prominentes pechos, que se dejaban ver bajo la camiseta, inmediatamente me hechizaron. Era un pecho bastante pequeño, pero le sentaba bien y su delicado físico lo mostraba en su mejor forma. Ella había atado su largo cabello rubio en una cola de caballo. Ella tiene una figura fantástica, con piernas largas y un trasero alegre.

En resumen: ¡Era una diosa!

A medida que pasaba el tiempo, cada vez llegaba más gente, sobre todo los pequeños fastidiosos y sus padres. Miré a mi alrededor y reconocí a la mayoría de los consejeros de años anteriores. Todas eran muchachas jóvenes y bonitas excepto Denise. ¡Siempre vestía de negro, al estilo gótico! Nunca había estado de humor para mujeres así.

Este año Tobias, mi mejor amigo y hermano mayor de Lisa, estuvo nuevamente allí. Desde hace dos años tenía una novia estable y prefería pasar las vacaciones con ella. Durante tres meses volvió a estar soltero.

Natalie llegó como una de las últimas supervisoras. Ella era nueva este año y parecía un poco aburrida al principio.

En el autobús, inmediatamente elegí el asiento al lado de Lisa. Estábamos listos para partir y cuando el autobús arrancó, ella contó dos veces que todos estaban allí. Luego distribuyó los pases del campamento.

Luego se sentó a mi lado y respiró hondo varias veces.

Nos miramos brevemente y sonreímos. Como nos conocíamos desde hacía años, había una cómoda intimidad entre nosotros.

Desafortunadamente, no la había visto en algunas semanas porque está estudiando ciencias atmosféricas en la Universidad de Innsbruck. Hasta el día de hoy sigo sin entender de qué se trata, pero no quería volver a preguntarle.

"¿Cómo van tus estudios? ¿Hay algo nuevo?" Yo pregunté.

Lisa me dijo, radiante de alegría.

"Tengo novio desde hace dos meses".

De repente mi buen humor se fue, tuve que tragar y tartamudeé un poco.

"Genial... uhhh... me alegro, felicidades."

Durante años tuve la esperanza de que ella se enamoraría de mí. Vi en ella a la madre de mis hijos, a la mujer de mi vida. Pero tenía novio en Innsbruck.

¡Estúpidos austriacos!

Así que en la primera parada de descanso busqué a los otros supervisores.

Necesitaba una mujer para distraerme de las cosas.

Además, estaba caliente y quería follar.

¡Estúpidos austriacos! Se habían llevado todas mis esperanzas de Lisa.

Bueno, entonces solo otro supervisor.

Pero mierda, nadie era como Lisa.

Fui a Tobias que tenía pensamientos similares. Tampoco parecía gustarle ningún supervisor.

Las vacaciones comenzaron todo menos bien.

El campamento estaba en medio de un valle solitario en las montañas suizas. Hasta ahora, la ubicación ha sido una gran ventaja porque los supervisores no podían salir por la noche para encontrarse con otros niños. Tenían que contentarse con nosotros. Pero ahora parecía convertirse en una desventaja para mí.

Tras cruzar el túnel de Pfänder, llegamos a Suiza. En la autopista, fue un viaje de dos horas hacia St. Gallen. Luego llegamos a nuestro destino, el pequeño Walensee en el este de Suiza. El campamento estaba en la costa norte, cerca del pequeño pueblo de Quinten. El lago se encuentra a 419 m sobre el nivel del mar. M. y tiene una superficie de 24 km^2. En verano era ideal para nadar y remar.

Olfateamos el aire fresco de la montaña. Siempre fue fascinante lo puro y vigorizante que era el oxígeno. Completamente diferente de lo que estaba acostumbrado en Munich.

Las tiendas de campaña para 10 personas que se instalaron probablemente eran restos de los viejos tiempos del ejército suizo. ¿Ah? ¿Suiza siquiera tenía un ejército? ¡Ni idea! Lo principal fue que el queso y el chocolate estaban deliciosos.

Luego nuestros protegidos fueron distribuidos a los lugares para dormir. Había una carpa para cada cuidador.

Si bien los cuidadores estaban llenos, solo éramos cinco cuidadores varones. Ofrecimos generosamente que una o dos niñas más pudieran quedarse con nosotros, pero desafortunadamente rechazaron esta oferta.

Los primeros días fueron estresantes, ¡simplemente agotadores!

Tenías que estar constantemente pendiente de lo que hacían los diablillos.

Desafortunadamente, nada salió bien con las chicas tampoco.

Tuve que darme cuenta de que casi todos ellos estaban firmemente asignados.

¿Dónde estaban las muchas mujeres solteras de las que siempre se hablaba en los medios? ¡Al menos no aquí en Suiza!

Hice dos avances más hacia Lisa, pero ella me bloqueó. Al segundo intento, me advirtió que debía aceptar el hecho, de lo contrario vería en peligro nuestra amistad.

Una noche me senté alrededor de la fogata con Tobias y las cosas tampoco pintaban mejor para él. Hablamos sobre el gran viaje del día siguiente, que solo necesita la mitad de los cuidadores.

Teníamos el día libre, por así decirlo, e imaginábamos qué cosas bonitas podíamos hacer. Así que nos decidimos por una salida de hombres en el sentido clásico: deporte y cerveza. Primero haríamos actividad física remando a lo largo del lago y luego beberíamos nuestro dolor por las mujeres desaparecidas. Era un buen plan B.

Al comenzar el viaje, se podía sentir la calma descendiendo sobre el campamento. Tobias y yo golpeamos otra ronda en la oreja.

Comenzamos nuestro recorrido bajo el sol más hermoso del mediodía. Armados con un bote y remos, nos dirigimos a la orilla del lago Walen.

Desde una distancia segura vimos a Natalie tomando el sol en el embarcadero. La observamos desde una distancia segura. No necesariamente se veía fea, era más como aburrida. Esto también fue subrayado por su ropa poco favorecedora: vestía una camiseta gris holgada y pantalones cortos rojos hasta la rodilla. Ni siquiera podías ver un indicio de senos en ella. ¿Quizás tenía demasiada grasa en las costillas? Parecía antideportiva y más como un ama de casa con dos hijos.

Miré a Tobias y acordamos sin palabras que probablemente ella era la última oportunidad para este campamento.

"Aunque no estoy segura, creo que ella también tiene novio".

Te agradezco este aliento.

Nos acercamos al embarcadero y Natalie nos reconoció.

"Hola, parece que quieren ir a remar".

Miré brevemente a Tobias. ¿Cómo se debe responder a una declaración tan inteligente? ¿Pensó que iríamos a esquiar en bote y remos?

Contesté sucintamente.

"Hola Natalie, solo vamos a dar un paseo con los remos. Los pequeños también necesitan algo de ejercicio".

Ella me miró un poco confundida. ¡Maldita sea! Ya que probablemente había perdido mi última oportunidad de tener sexo.

Tobias fue un poco más abierto y amigable.

"¿Quieres venir?"

"¿Si te parece bien?"

"¡Despejado! Entra, de lo contrario no habría preguntado".

Después de que estuvimos en el bote, Natalie también subió a bordo. El tour de remo ya ha comenzado.

"¿Tienes un objetivo específico?" ella preguntó.

“Sí, siempre he querido remar hasta Chive Island. Nunca lo he logrado en años".

"¿Isla Cebollino?" preguntó como si la hubiera jodido.

"Realmente se llama así", dijo Tobias, quien probablemente causó una impresión más confiada en Natalie.

"Es una pequeña isla en medio del lago", le expliqué.

"Suena bien."

Natalie se sentó frente a mí y la miré de nuevo.

Todavía tenía ciertas dudas. Pero la esperanza de sexo era más fuerte. Por lo demás, la gira fue bastante tranquila. Llegamos a la pequeña isla de las cebolletas, sacamos el bote de la orilla, sacamos las mantas y nos acomodamos.

Hablamos, le hicimos preguntas y tratamos de relajarla un poco. Pero ella respondió bastante taciturna y reservada. Así que cambiamos de tema y hablamos de los jóvenes del campamento y de lo que habían hecho las pequeñas molestias. Intuimos que este tema la hizo un poco más habladora.

Un poco más tarde le hice una señal a Tobias con mis ojos de que quería bañarme. Los dos nos levantamos casi al mismo tiempo.

"Basta de charla, vamos a nadar".

Natalie pareció ligeramente sorprendida.

"¡No tengo un traje de baño conmigo!"

"Eso es algo bueno, porque nosotros tampoco".

Su mirada todavía parecía incierta. Traté de convencerla.

"Oye, todos somos adultos. Prometo no apartar la mirada de ti".

Me desnudé completamente y salté rápidamente al agua. Tobias me siguió y llamó a Natalie: "Vamos, es precioso".

"Está bien, si tienes que hacerlo".

La miramos felices mientras se quejaba. Se desvistió, cubriendo sus senos y entrepierna con sus manos mientras corría rápidamente hacia el agua. Desafortunadamente no pudimos ver gran parte de su cuerpo.

¿Estaba simplemente inhibida?

¿Era su cuerpo vergonzoso para ella?

Ciertamente, ella no podía compararse con Lisa. Pero sentimos que ella nos miraba. ¿Tenía novio? Ojalá no.

Luchamos en el agua y tratamos de involucrarlos. Así que a menudo saltábamos fuera del agua, también la tocábamos. Ella bromeó.

Cuando nos cansamos del agua fresca, salimos de nuevo. Natalie parecía un poco más relajada. Por suerte había traído una toalla extra para poder ofrecerle una. Tratamos de estudiarla mientras se secaba. Luego se envolvió en la toalla.

"Tengo sed. Toby, danos algo de tu mochila", grité y le guiñé un ojo a Tobias. Sacó un paquete de seis latas de cerveza de su mochila y le ofreció una a Natalie también.

"No creo que el pequeño pueda manejar algo así", respondí y parecía haber tocado su nervio sensible.

Ella desafió. "¡Bah! ¡Dame el papel!"

Brindamos juntos. Natalie trató de abrir la lata de una manera totalmente fría y tomó un sorbo profundo de inmediato. Sus expresiones faciales decían mucho, probablemente no le gustaba la cerveza. Ella literalmente se atragantó. Pero ella quería verse informal y tomó otro sorbo. Cuando la lata estuvo medio vacía, ya estaba un poco borracha.

Ella se puso graciosa y se rió. Miro a Tobias, asentimos el uno al otro.

Reté a Natalie.

"¡Apuesto a que no puedes tragarte el resto de la lata de un solo trago!"

"Ja, eso... ya veremos".

Ella empezó. De hecho, vació la cerveza. Ahora arrastraba las palabras y se tambaleaba un poco. Le hice una señal a Tobias con mis ojos para que guardara la cerveza.

"Ves, no soy... uhh... pequeña".

"No. Eres bastante mayor", respondió Tobias.

Nuevamente hicimos contacto visual e intentamos señalar los próximos pasos. Así que dejé que mis ojos vagaran por sus pechos. Fingí perder el equilibrio y tiré de su toalla, que cayó al suelo. Se inclinó para recoger la toalla mientras mirábamos fijamente sus pechos desnudos.

"No miréis, cerdos. ¿Nunca habéis visto a una mujer desnuda?"

"Sí, por supuesto que lo hemos hecho. Pero en este momento solo eres tú. Y podemos echar un vistazo, ¿verdad?" respondió Tobías.

Natalie volvió a tomar la toalla y quiso usarla para cubrir sus senos.

"Ustedes son lujuriosos, sí. ¡Así que! Basta de mirar".

Tiré de su toalla de nuevo.

"Oh, vamos. ¡Veamos!"

"No..."

Ahora parpadeé a Tobias y planeé otro ataque. Quitamos suavemente la toalla y sus manos. Al principio todavía sentimos algo de resistencia, pero después de que las partes más importantes del cuerpo estuvieron libres, ya no se resistió.

Ella farfulló un poco más.

Ya no estaba seguro de su situación en ese momento. No parecía tan insegura como al principio, ya podías sentir el orgullo por ella. El orgullo de pasar el rato en la playa con dos chicos guapos que estaban interesados en ella. En mi mente, apliqué la regla número uno al tratar con preguntas: ¡Alabado sea! Así que traté de apreciar su cuerpo.

"¡Los dos pechos son realmente bonitos!"

Le guiñé el ojo a Tobias de nuevo. Casi simultáneamente empezamos a frotar sus pechos. Al mismo tiempo, perdió toda timidez y probablemente se dejó caer por los efectos del alcohol. Sentimos cómo la lujuria y el deseo surgían lentamente en ella.

Ella protestó sólo un poco.

"¿Hey qué estás haciendo?"

"Nada que no te guste," respondí, tomando su pecho en mi boca. Dejé que mi lengua bailara sobre su rígido pezón.

"¡Ooooooh! ¡Oooh! ¿Qué me estás haciendo?"

Sentí que se ponía muy cachonda y la empujé al suelo. Tobias se pasó la mano por los muslos. Después de un momento, abrió voluntariamente las piernas. Tobías alcanzó su objetivo. Jugó en su triángulo púbico y sintió su humedad.

Lentamente empujó un dedo en su columna.

Natalia gimió. Tobias me mostró a través de sus dedos mojados lo mojada y excitada que ya estaba.

"¡Bien, lámelo!" le ordené.

Tobias se arrodilló ante su vergüenza. Natalie abrió más los muslos para acomodar su cabeza. Tan pronto como le puso la lengua, ella gimió en voz alta. Por suerte no había nadie alrededor que pudiera oírlo. Al parecer, el toque ya era demasiado para ella. Ella se encogió ligeramente.

Cuidé sus pechos, chupé y lamí sus pezones.

"¿Te gusta eso, Natalia?"

"¡Sí, sí!"

"¿Te han lamido muchas veces?"

"Nooo, primera vez"

"¿Todavía eres virgen?"

"Nooo, ya he..."

Estaba tan cachonda y borracha. Podríamos haberle preguntado sobre cualquier cosa. Pero preferí revelar nuestros planes.

"Bien, porque después los vamos a follar a los dos, ¿de acuerdo?"

"Síssssssssssssssssssssssssssssssssssss ssssssssssssssssssssssssssssssssssssssssss ssssss juntos

Tobías hizo un buen trabajo. Tenía una lengua muy rápida. Me dediqué a sus pechos.

De repente, sentí que un temblor se extendía por su cuerpo.

"Sí, sí, bien, adelante, ¡sí, me cooooom!"

Entonces realmente tembló. Ella gritó su orgasmo en voz alta.

"Oh, eso fue bueno, muy bueno", gimió después de calmarse un poco.

Mientras tanto, nuestras pollas estaban realmente duras. Para estar seguros, abrimos otra lata de cerveza y se la ofrecimos. Ella bebió de él con avidez. Luego tomamos la lata de su mano y la aplastamos sobre la manta. Tobias se arrastró entre sus piernas, separó sus muslos y empujó su pene duro en su columna sin grandes palabras.

"¡Oh, es agradable y apretado!" jadeó.

La anticipación hervía dentro de mí, pero aún tenía que esperar. Natalie reconoció casi cada embestida con un gemido.

"Sí, sí, sí, más profundo", exigió.

"¿Te gusta mi polla?" preguntó.

"¡Sí, eso es bueno, empújalo bien y profundo!"

"¿Te estoy jodiendo bien?"

"Sí, eres genial".

“Bueno, también eres bueno para follar. Esa es la manera que debe ser."

"Entonces hazme bien. Sí, exactamente".

A veces, Tobias hablaba demasiado durante el sexo. Pero no quería quejarme, ella siguió el juego, eso es lo principal.

Cuando me arrodillé junto a ellos dos, descubrí accidentalmente una cámara de video que se había caído de la mochila de Toby. Lo encendí y filmé a los dos teniendo sexo. Quién sabe qué podrías hacer con él más tarde. Como un recordatorio. O para cambiar de opinión en el próximo campamento, si sólo se llevan mujeres allí de nuevo. Tobias la agarró bien, la embistió como un conejo.

Luego los dos se besaron brevemente. Toby se volvió aún más rápido, follándola dos o tres veces más, luego se corrió. Tan pronto como bombeó su esperma en su vagina, saltó y me quitó la cámara. Ahora filmó a Natalie de cerca, acostada sobre la manta con los muslos abiertos. Escuché el zoom de la cámara.

Ahora la entrevistó.

"¿Te acaban de lamer y follar?"

"Sí, lo soy"

"¿Te gustó?"

"Sí, fue súper increíble".

"Estás engañando a tu novio en este momento, ¿no?"

"Sí, lo hago. Pero tan cachondo como me acabas de follar, pronto será mi ex-novio".

"Eres una perra bastante caliente".

"Gracias, haz lo que puedas".

"¿Quieres que Ben te folle ahora?"

"Sí, por favor."

"Entonces dilo."

"Por favor, Ben, fóllame".

Podías sentir su nivel de alcohol. Porque esas cosas rara vez se dicen con seriedad. Pero a más tardar esta pequeña entrevista trajo claridad.

Tenía novio, pero aparentemente no era una relación feliz. De todos modos, me pidieron que me la follara, así que no quise rechazar su pedido caballeroso.

Miré su triángulo marrón claro de vello púbico, me arrodillé entre sus muslos abiertos y froté mi glande a través de su grieta.

Empujé lentamente mi pene en su cueva de placer.

Tobias no había exagerado, su vagina era realmente muy apretada. Se sentía como si la estuviera desflorando. Natalie inhaló y exhaló frenéticamente. Pareció dolerle un poco cuando la penetré con mi pene. Tobias no está mal equipado, pero el mío es un poco más grande. Lentamente me deslicé más en su garganta, lo saqué de nuevo y me empujé más profundo de nuevo.

"¿Te estoy lastimando?"

"No, fóllame".

No me dejé que me dijeran una petición como esa dos veces. Tobias probó algunos primeros planos con la cámara y realizó otra entrevista.

"¿Él te folla bien?"

"¡Sí!"

"¿Tiene una cola más larga que tu ex-novio?"

"¡Y wiiii!"

"¿Cómo es para ti, Ben?"

"Genial, una perra muy cachonda. Vamos a divertirnos mucho con eso".

Por suerte Tobias se limitó a las pocas preguntas esta vez. Más habría sido molesto.

Me deslicé dentro y fuera de ella más rápido ahora, empujando más y más profundo. Probablemente también estoy tocando áreas en ella que nunca antes habían sido tocadas. Podía sentir su pelvis presionando contra mí con cada embestida. El sudor ya corría por nuestra piel desnuda. Luego se retorció violentamente en su coño.

Ella gritó tan fuerte que lastimó mi canal auditivo.

Pero las convulsiones también me ayudaron a llegar al clímax. Jadeamos y gemimos, nos miramos a los ojos y luego nos besamos profunda y profundamente. Con una gran explosión bombeé mi esperma en su útero. Sentí sus músculos vaginales vibrar violentamente por mis chorros de semen. Se sintió genial. ¡Natalie era un súper juguete para follar!

Luego rodé fuera de su esbelto cuerpo. Nos tomó unos minutos recuperar la conciencia mientras Tobias tomaba algunos primeros planos más de ella.

Natalie todavía estaba totalmente emocionada. "Vaya, eso fue algo".

"Eso fue genial. ¿Siempre eres así de bueno o solo somos nosotros?" Yo le pregunte a ella.

"Para ustedes. ¡Solo ustedes dos!"

Bebimos otra ronda de cervezas y así mantuvimos su nivel alto.

"¿Qué tal un pequeño postre?" preguntó Tobías.

"¿Qué tienes que ofrecer?"

"Puedes poner mi polla en tu boca".

"Está bien, suena delicioso".

Tomé la cámara y filmé a los dos. Natalie parecía un poco vacilante. Ella tomó su pene y comenzó a lamerlo con su lengua. Literalmente podías ver que ella no lo había hecho tan a menudo antes.

Pero Tobias la motivó con más cumplidos.

"Wow, eso es realmente bueno. He tenido peores mamadas".

La vi esforzándose por hacerlo bien. Sexualmente todavía estaba bastante verde detrás de las orejas. Probablemente podrías convertirla en una verdadera perra.

"Oh, sigue así. Genial. Oh, sí. Tómalo en lo profundo", le pidió que continuara. Y ella hizo eso también. Ahora Tobias tomó la delantera. Él agarró su cabeza y determinó el ritmo.

"Sí, sí, oh, eso es bueno. ¡Estoy a punto de correrme en la boca de la perra!"

Sus piernas comenzaron a temblar, gimió incontrolablemente y golpeó su miembro en su cálida boca. Su falo latió, las primeras salpicaduras aterrizaron justo en su garganta. Después de que ella se tragó todo, él la soltó, Natalie se derrumbó, respirando con dificultad. Ella se limpió la boca. De todos modos, a ella parecía gustarle.

"¡Realmente no eres malo como un jugador de viento!"

"Uf, así es como van las burbujas. No está tan mal".

Le entregué la cámara a Tobias y me paré frente a ella con mi polla.

"Si te gusta tanto, entonces adelante".

"¿Qué hay de mí?" preguntó expectante. "Quiero tener esos sentimientos cachondos otra vez".

"Está bien, entonces la Ruta 69!"

Me acosté de espaldas y la empujé sobre mí. Entonces sentí su lengua en mi glande. Al mismo tiempo, comencé a mordisquear su vello púbico con mis labios.

Finalmente se las arregló para tomar mi glande completamente en su boca. Lamió su lengua mientras frotaba sus dientes sobre mi piel sensible.

Se sintió genial.

Mientras tanto, había encontrado mi camino a través de su vello íntimo y empujé mi lengua en su columna. La empujé tan profundo como pude. ¿Por qué no tenía lengua de pie? ¡Yo sería el dios de lamer!

¡Ay, yo era solo un hombre mortal, pero además de mi lengua tenía un dedo! Se me ocurrió una tarea.

Había una entrada intacta justo encima de mi nariz.

¡Emocionante!

Empujé brevemente mi dedo índice en su vagina para humedecerlo lo suficiente. Luego masajeé sobre su ano arrugado. Su esfínter sufrió un espasmo y se retorció con mi toque. ¡Enfriar!

Mientras mis labios buscaban su clítoris, mi dedo índice masajeaba su ano. Empujé pero no pude entrar mientras ella apretaba su trasero.

Entonces mis labios encontraron su clítoris. Chupé su perla de placer sobre mi lengua y la mordisqueé suavemente. ¡Parecía que le gustaba esto!

Ella escupió mi pene y gritó en voz alta. En ese momento relajó su esfínter. Aproveché esto de inmediato y deslicé mi dedo en su estómago.

De repente, sus gritos cesaron.

No parecía gustarle el hecho de que mi dedo índice estuviera escaneando sus paredes intestinales. Mordí su clítoris rápidamente, pareciendo distraerla de mi dedo cuando empezó a gritar de nuevo.

¿O mordí demasiado fuerte?

Independientemente, chupé y mordisqueé hasta que se calmó.

Tobias se colocó frente a ella con la cámara.

"¿Te gusta lo que está haciendo Ben?"

"¡Metió un dedo en mi trasero!"

"Sí, lo sé, lo filmé. ¿Te gusta eso?"

"No, dile que se meta ese dedo en el culo".

"Él no me escucha".

"¿Qué puedo hacer para que lo detenga?"

"Deberías seguir chupándole la polla, una vez que tiene un orgasmo tu cuerpo pierde interés".

"Buena idea."

Inmediatamente volvió a poner su boca sobre mi pene.

¡Había encontrado el interruptor secreto para el sexo oral perfecto!

Cuanto más fuerte y más profundo empujaba mi dedo en su vientre, más lujuriosamente chupaba mi polla.

Podía controlar el ritmo, el ritmo y la velocidad de su actividad de soplar con mi dedo en su ano.

¿Era este el cambio que siempre había querido en una mujer?

¿Estaba escondido en las paredes internas de sus intestinos?

¿Me concederían el Premio Nobel por este descubrimiento revolucionario?

De todos modos, cogí su ano cada vez más rápido.

Al mismo tiempo sentí que mi esperma salía de mis testículos y buscaba el camino a la libertad.

Entonces todo en mí explotó.

Alcancé un clímax sensacional y bombeé mi esperma por su garganta. Tragó y tragó, pero no pudo hacerlo todo. Pude ver hebras de esperma colgando de las comisuras de su boca.

Después de que tuve mi orgasmo, su cuerpo se volvió realmente poco interesante. Saqué mi dedo de su trasero y le di un fuerte golpe en las nalgas y la empujé a un lado.

Luego nos acostamos en la manta durante mucho tiempo, completamente exhaustos.

Saltamos desnudos al lago de nuevo y nos refrescamos.

Natalie parecía encantada.

Después de un tiempo, el hambre nos llevó de regreso al campamento.

En los días siguientes a menudo aprovechamos la oportunidad para follar con Natalie. Se volvió codiciosa e insaciable.

A la luz de la luna era realmente romántico. Y cuando se presentó la oportunidad, también deambulamos por el bosque durante el día. Por lo general, se arrodillaba de alguna manera y la cogíamos por detrás.

Cuando regresamos a Munich, nos fuimos por caminos separados.

Un poco más tarde, Lisa, la hermana de Tobias, me llamó. Me dijo que rompió con su novio y quería conocerme.

Lisa! ¡Diosa mía! Mi amor.

¿Quién era Natalie otra vez?

4

¡LA VENTANA A LA FELICIDAD!

Está bien, esto puede sonar extraño, pero a los veintidós años todavía vivo en el ático de la casa de mis padres.

Todos mis amigos de esa edad ya tenían piso propio o novia estable.

Ese fue mi segundo problema.

¡Yo no tenía novia!

Estoy soltera desde hace cinco años. Tampoco tuve aventuras amorosas o aventuras sexuales a corto plazo. El único erotismo de mi vida me lo dio mi mano derecha.

No era mi apariencia. Yo era un chico guapo, con cabello castaño oscuro, ojos verdes y un cuerpo delgado y atlético.

¡Era Cloé!

Ella es la hermana menor de mi mejor amigo Tim y vive justo al lado. Me enamoré de Chloé hace cinco años. Desde ese momento, no he podido acercarme, hablar o salir con ninguna otra mujer. Yo solo pensaba en Chloé; mañana, día y noche. En mis sueños y en la realidad.

Podía ver directamente su habitación desde mi tragaluz. Así que me paré frente a la ventana por la mañana, día y noche con la esperanza de ver al amor de mi vida. Mientras Chloé viviera al otro lado de la calle, nunca me mudaría de la casa de mis padres, incluso si tuviera ochenta años.

Como resultado, no encontré tiempo para continuar mis estudios o salir con amigos. La ventana no lo permitía, no podía dejar solo el cristal.

Mis padres y amigos ahora tenían serias dudas sobre mi salud mental. Tal vez tenían razón. ¿No era el amor una forma de locura?

A veces, Chloé incluso me veía de pie junto a la ventana y me saludaba.

En ese momento mi corazón se detuvo.

Cuando estaba oscuro podía ver a la hermana de mi amigo en su habitación sin ser notado. Tenía una constitución esbelta y atlética y cabello largo y rubio, la mayor parte del cual lo llevaba recogido en una cola de caballo.

Una noche no logré entrar en mi habitación hasta un poco después de las 11 de la noche. Estaba viendo fútbol con mi padre en la sala de estar. Era el partido de la Champions League entre el Bayern y el Arsenal. Desafortunadamente, solo pude ver Sky en casa de mis padres. Mi estado de ánimo no era el mejor porque el Bayern también perdió 2-0. Esta era mi única pasión además de Chloé, por cierto; Bayern Munich.

Solo por eso, algunos darían fe de mi locura.

Pero de todos modos, vine a mi habitación después del partido. Mi primer camino fue, por supuesto, a la ventana. Me di cuenta de que la luz todavía estaba encendida en la habitación de Chloé.

¡Estaba acostada completamente desnuda en su cama!

¡No había duda de lo que estaba haciendo!

¡Se masturbó!

La vista me dejó sin aliento. Me detuve en seco y vi que estaba a punto de follarse con dos dedos de su mano derecha. Con el dedo índice y el pulgar de su mano izquierda amasó, apretó y tiró de su duro pezón en su seno derecho.

Inmediatamente sentí un hormigueo entre mis piernas. Una mezcla de amor y lujuria surgió en mi cuerpo. ¡Mi pene se puso duro!

Mientras la observaba, masajeé mi polla al mismo ritmo que ella se penetraba con los dedos.

Éramos uno, en el amor, en el espíritu, en el alma y en la velocidad de masturbación. Al menos eso esperaba.

¡De repente volvió la cabeza y me miró directamente!

Me miró a los ojos sin dejar de tocarse.

¿Podría ella verme?

Estaba de pie en la oscuridad.

Pero pude sentir su mirada entrando en mi cerebro a través de mis ojos y encontrando su camino hacia mi corazón.

Involuntariamente di un paso atrás.
Pero ya era demasiado tarde, porque

Chloé levantó brevemente una mano y me saludó.

Ahora lo vi. Dejé la luz de la escalera encendida para que pudiera ver mi complexión en la ventana.

Levanté la mano avergonzada y le devolví el saludo. Luego salí de la ventana y rápidamente cerré las cortinas.

¡Maldita sea, ella realmente me había atrapado amartillando!

¡Por supuesto que fue increíblemente vergonzoso! Pero, por otro lado, fue su propia culpa, después de todo, ¡podría haber corrido las cortinas!

Para calmarme, fui a la cocina, me serví una cerveza de trigo y tomé un largo sorbo.

¡Verte me había puesto totalmente cachondo!

¿Seguía masturbándose?

Probablemente ya había corrido las cortinas.

Pero tenía curiosidad.

Regresé a mi habitación del ático, apagué la luz, me puse detrás de la cortina y la aparté un poco.

Para mi sorpresa, Chloé aún no había cerrado las cortinas y seguía acostada en su cama, masturbándose con fuerza.

No parecía demasiado molesta de que pudiera verla masturbarse. Así que probablemente no era una mojigata.

Mientras tanto, masajeaba su clítoris con rápidos movimientos de ida y vuelta.

Justo cuando me estaba bajando los pantalones, acunando mi polla dura, de repente se levantó, se arrodilló, agarró una almohada grande del borde de la cama y la metió entre sus piernas.

¡Entonces ella realmente lo hizo!

Empezó a frotar su vagina contra la almohada con amplios movimientos de caderas hacia adelante y hacia atrás.

¡Se cogió la almohada!

"¡Oh Dios mío!" Gruñí.

Otro toque habría sido suficiente y mi esperma habría golpeado contra el cristal de la ventana.

Al ver el paseo salvaje de Chloé sobre su almohada, rápidamente me bajé los pantalones y sacudí mi polla.

Un poco más tarde mi cuerpo tembló y bombeé mi semilla sobre el piso de parquet. Me vine muy duro y apenas podía pararme, me temblaban las rodillas. Mientras mi orgasmo disminuía lentamente, me tambaleé hasta el baño. Cuando llegué allí, primero bebí agua fría, me lavé las manos y la cara caliente. Después de una ducha, volví corriendo a mi ventana.

Pero mientras tanto Chloé había cerrado las persianas, así que no había nada más interesante que ver. Probablemente también había alcanzado su clímax hace mucho tiempo.

La noche siguiente fui rápidamente al supermercado. Acababa de pagar y estaba empujando mi carrito de compras fuera de la tienda cuando de repente Chloé vino hacia mí.

Esperaba que se quejara de mi amartillamiento ayer, pero caminó hacia mí con una sonrisa amistosa.

"Hola, Harry," habló con su maravillosa voz. "¿Cómo estás?"

"Uhh... hola Chloé, gracias... uhh estoy bien y lo de ayer, ¡lo siento mucho! No quería verte... uhhh, estaba a punto de cerrar las cortinas y.. .- tartamudeé avergonzada.

"... y entonces simplemente no podías apartar la mirada, ¿verdad?" ella me sonrió burlonamente, lo que me desconcertó aún más.

"¡Oh, no, no! Yo entonces... yo quería...", tartamudeé un poco en pánico.

"¡Muy bien! ¡No tienes que disculparte! ¡Podría haber corrido las cortinas! Pero no me importa que me miraras. De hecho, en realidad me excitó un poco, para ser honesto. Si sabes lo que decir", explicó.

"Uhh... no... no realmente."

"Me gusta cuando me miras desde tu tragaluz. Me excita, ¡supongo que soy un poco exhibicionista!"

Ella me sonrió.

"Oh, está bien, si ese es el caso, entonces me siento aliviado. Pensé que te había molestado".

"¡No, todo lo contrario! ¡Pensé que era genial!"

Ella sonrió descaradamente en mi cara.

"¡Desafortunadamente, tengo que irme ahora! Hasta pronto", tartamudeé.

"Sí, ojalá nos veamos pronto", dijo Chloé en una despedida amistosa.

Cuando llegué a casa tuve que ordenar mis pensamientos.

¿Chloé una exhibicionista?

¿No te importó que te estuviera observando en secreto?

Cuanto más tarde se hacía, más tiempo me paraba en mi ventana y la esperaba. Pero todo seguía oscuro.

Justo cuando estaba perdiendo lentamente la esperanza, de repente noté una luz en su habitación.

Rápidamente apagué la televisión y la luz. Me escondí detrás de la cortina y miré fascinado.

No se vio nada durante unos minutos angustiosos, pero luego, de repente, entró en la habitación. Se había envuelto una toalla de baño grande alrededor de su cuerpo y se estaba secando el cabello mojado. Al parecer, acababa de ducharse.

Para mi deleite, no pasó mucho tiempo antes de que ella abriera la toalla de baño y la colocara sobre el respaldo de una silla. Ahora estaba de pie desnuda en su habitación, todavía secándose su largo cabello rubio.

Su hermoso y esbelto cuerpo estaba bronceado y en buena forma. Tenía hermosos pechos turgentes con grandes pezones. Su culo apretado era fácil de morder. Sus partes íntimas estaban cubiertas por un triángulo de vello púbico rubio.

Con sabia previsión, sólo me había puesto una camisa holgada. Mi pene colgaba libremente entre mis piernas.

Desde entonces, Chloé empezó a aplicarse loción en brazos y piernas. Luego sus manos vagaron más sobre su delgado estómago hasta sus senos. Volvió a derramar un poco de loción en su mano y la frotó lenta y felizmente con ambas manos sobre sus hermosos senos. La nata se convirtió en caricia y finalmente en tierno amasado.

Ella obviamente lo disfrutó. Incluso desde esta distancia pensé que podía decir que sus pezones estaban duros e hinchados. ¡Como mi pene!

Chloé puso una pierna en el borde de la cama, abrió las piernas, se echó loción en la mano y empezó a poner crema en su vagina, o más bien a masajearla con deleite.

¡De repente me di cuenta de que estaba mirando en mi dirección!

Ella no podría verme. La luz estaba apagada y yo me escondía detrás de la cortina.

¿Por qué seguía mirando mi ventana?

¿Podría sentir que la estoy mirando?

¡Así que tomé una decisión espontánea!

Corrí a la mesa de café y encendí la lámpara. Luego volví a la ventana y aparté la cortina.

Después de un momento de vacilación, caminé sin camisa frente a la ventana y miré a Chloé.

¡Nuestros ojos se encontraron!

Levanté la mano brevemente y la saludé. Sin dejar de masajear su vulva rubia con la mano derecha, levantó la mano izquierda y le devolvió el saludo.

¡Mi corazón estaba latiendo!

Mientras la veía masturbarse, ahuequé mi polla dura y suavemente retiré el prepucio. Mi glande latía y anhelaba más caricias.

Finalmente se acostó de espaldas en su cama, sus partes íntimas apuntando directamente en mi dirección. Luego dobló las piernas, separó los muslos y me sonrió con complicidad. Tenía una vista perfecta de sus labios levemente separados.

¡Puso ambas manos a la izquierda ya la derecha de su columna y me presentó su columna mojada! ¡Un escalofrío recorrió mi cuerpo ante esta vista increíblemente caliente!

Por el ángulo y la altura del marco de mi ventana, estaba seguro de que Chloé solo podía verme hasta el ombligo, por lo que solo podía adivinar lo que le estaba haciendo a mi pene.

¡Pero no quería privarla de eso!

Hubiera sido injusto. Así que tomé una silla, la puse frente a la ventana y me subí.

Ahora estaba unos buenos 50 cm más alto, así que estaba seguro de que ella podía ver claramente mi pene rígido.

Ella lo confirmó de inmediato al darme un pulgar hacia arriba.

Empecé a masturbarme mis sementales duros de nuevo mientras ella acariciaba su coño de arriba abajo y jugueteaba con sus pezones con la otra mano.

Cuando finalmente empujó lentamente dos dedos en su agujero córneo, tuve que quitar la mano de mi miembro por un momento, de lo contrario me habría corrido. Mi pene se sacudió y se balanceó hacia arriba y hacia abajo sin que yo lo tocara.

¡No podía creer lo excitado que estaba no solo de ver a Chloé masturbarse, sino de saber que ella también me estaba mirando!

¡Siempre estuve caliente!

De repente se sentó, se dio la vuelta y estiró sus nalgas apretadas hacia mí. Con la mano izquierda primero se acarició las nalgas. Finalmente, masajeó su roseta claramente visible con su dedo medio y perforó lentamente su esfínter.

La vista de ella tocando su vagina mojada y su ano cachondo al mismo tiempo fue finalmente demasiado para mí.

Un orgasmo increíble se disparó a través de mi cuerpo, por lo que apenas podía permanecer en la silla.

Había girado la cabeza hacia un lado para poder ver exactamente cómo mi esperma brotaba de mi polla y se disparaba contra el cristal de la ventana. Empuje tras empuje vacié mi pene.

Al verlo, Chloé también alcanzó su clímax.

Ella corcoveó brevemente, luego cayó de bruces sobre la cama, temblando con algunas convulsiones violentas. Por un rato ella yació boca abajo, aturdida.

Después de un breve respiro, se sentó, se volvió hacia mí, me miró directamente a los ojos y se lamió el dedo.

Le lancé un beso, que ella me devolvió.

Mi corazón se salto un latido.

Sentí este gesto como si realmente me hubiera besado.

¡Mi Cloe! ¡Diosa mía!

Nos despedimos con un breve saludo.

A la tarde siguiente suena el timbre.

Mis padres estaban en un concierto de Helene Fischer, así que tuve que abrir la puerta yo mismo. Me puse un par de pantalones deportivos y corrí escaleras abajo. Después de abrir la puerta principal, casi me caigo de espaldas contra el armario.

¡Ante mí estaba Chloé!

Ella me sonrió mientras mi boca se abrió y no pude saludarla.

"¡Quería darte las gracias por lo de ayer! Pensé que era genial que me miraras. Mi clímax se volvió mucho más intenso bajo tu mirada", explicó.

Todavía no podía hacer un sonido.

"¿Puedo mirar tu ventana? Me gustaría ver tu ángulo de visión de mi habitación".

Asentí con la cabeza en acuerdo, todavía incapaz de hacer sonidos humanos. Seguro que parecía pensar que yo era un mono sin cerebro.

Sonriendo, pasó junto a mí y subió las escaleras hasta mi habitación en el ático. Cerré la puerta principal y la seguí.

Cuando llegué a mi habitación, ella ya estaba parada frente a mi ventana y miraba su propio reino.

"Tienes una buena vista de mi cama", afirmó. Sus dedos buscaron los restos de mi esperma en el cristal.

¿Qué debería decir?

¿Hola? Tierra a Harry. ¡Envíe las palabras adecuadas!

"Espero que te masturbes más para mí y me dejes mirar", dijo, lamiendo su dedo con los pedacitos de esperma que aún estaban pegados al cristal.

¡Esas deberían haber sido mis palabras!

"Uhh... sí... con mucho gusto", tartamudeé.

¿Qué tontería fue esa? Tierra a Harry, por favor envíe una oración razonablemente articulada y no un balbuceo sin sentido.

Se volvió y me miró directamente a los ojos.

Mis rodillas amenazaron con ceder.

"¿Te gustó que te vi hacerlo?" ella sondeó.

"Sí, mucho", dije como un primer intento de una frase razonable. "¿No te molestó, Chloé?"

"Pero al contrario. Me sorprendió lo mucho que me excitó", respondió ella.

"Suena muy confuso para mí", dije, más probable que dijera algo y rompiera el silencio.

"Somos hermafroditas".

"¿Por favor qué?"

"Intersexual".

Rara vez debo haber parecido estúpido porque ella se rió con ganas.

"Quiero decir, somos una mezcla de exhibicionista y voyeur. Hermafrodita, nos gusta mirarnos, pero también necesitamos esta sensación de ser observados".

"No lo he visto de esa manera, Chloé".

"Pero es verdad, ¿no es así?"

"Mmm".

"¿Te gusta mirarme?"

"No hay nada en este mundo que desee más".

Ella me sonrió suavemente, sus ojos brillaban.

"¿Disfrutaste mi observación?"

"No hay nada más hermoso en este mundo que sentir tus ojos en mi cuerpo".

Ella sonrió de nuevo.

"¡A mí me pasó lo mismo! Así que somos híbridos", sonrió ante esa declaración.

Hubo una pausa más larga durante la cual ella me miró de cerca. Mis mejillas se sonrojaron suavemente.

"Bueno, si nos gusta mirarnos, ¿qué tal si lo hacemos uno frente al otro? Acorta la distancia".

"Eh... ¿qué quieres decir?"

"¡Podríamos hacerlo ahora mismo! ¡Vamos a desvestirnos y vernos hacerlo!"

"¿Quieres masturbarte frente a mí?" tartamudeé.

"Sí, si yo también puedo observarte. ¡Sabes que somos híbridos! Mira y sé observado".

No supe qué decir. Mi cuerpo bombeaba sangre a mi abdomen, mi pene se tensaba y presionaba contra la tela de mis pantalones de chándal.

"A él le gustaría", dijo con una sonrisa en su rostro, mirando el bulto en mis pantalones.

"Tienes razón, Chloé," finalmente admití. "No podía imaginar nada mejor".

"¡Genial! ¡Definitivamente va a ser increíble!" exclamó con entusiasmo. "¿Cómo debemos hacerlo? ¿Te sentarás en el sillón y yo en tu cama?"

"Uhh... sí, por favor," tartamudeé de nuevo.

Mientras yo todavía estaba en el proceso de empujar el sillón frente a mi cama, rápidamente se quitó la ropa. Antes de darme cuenta, estaba sentada completamente desnuda en mi cama con las piernas abiertas. Por un breve momento me quedé sin palabras.

"Has visto todo de mí durante años, ¿no es así?"

"Oh, sí..."

"¿Cuánto tiempo has estado observándome?"

"Desde 1792 días".

"¿Sabes eso exactamente?"

"Sí, nunca olvidaré un solo día".

Me lanzó una mirada que hizo que se me encogiera el corazón, se me aceleró el pulso y me humedeció la frente.

"Eres lindo, Harry. ¡Desnúdate!"

Rápidamente me quité la camisa y me bajé los pantalones de chándal, incluidas las bragas. Mi pene había alcanzado un grado de dureza que ya era como un arma.

Ella se inclinó hacia adelante y lo miró de cerca. Parecía estar escaneando cada vena, pliegue de piel y vello púbico. Me quedé completamente inmóvil, como una estatua griega admirada por los turistas.

"Eres hermosa", dijo, sonriendo, levantando la cabeza y mirándome a los ojos.

"Uh... gracias", tartamudeé de nuevo como un niño pequeño al que le dan un chupete.

"También lo es tu pene, por cierto", agregó.

Ella sonrió.

Estuve a punto de tener un ataque al corazón. Mi presión arterial probablemente era 220/160, mi frecuencia cardíaca era 120.

¿Sabía lo que cada una de sus palabras le hacía a mi cuerpo?

Se echó hacia atrás, levantó las piernas y colocó los pies en el borde de la cama. Tuve una vista directa de sus labios abiertos y pude ver claramente que su grieta ya estaba brillando con la humedad.

"¿Qué te parece mi vagina?" preguntó mientras ponía ambas manos en su muslo y separaba sus labios mayores con un dedo de cada mano, de modo que su hendidura de color rojo oscuro se abría aún más.

"Fuiste creado por Miguel Ángel antes de que regresaras al Olimpo, ¿verdad?"

"Eres dulce."

Empezó a acariciar su coño mojado de arriba abajo con la mano derecha. Con el dedo medio de la mano izquierda se masajeó el clítoris, que sobresalía del pliegue de piel.

"Yo también quiero verte", dijo con decisión.

Cuidadosamente envolví mi mano alrededor de mi dura polla. Cualquier movimiento habría desencadenado mi orgasmo instantáneo, ya estaba así de caliente.

"¡Oh, sí! ¡Tienes una polla increíble! Realmente me gusta tu pene. ¿Por qué no me lo mostraste antes?", gimió mientras empujaba dos de sus dedos profundamente en su vagina.

"¡Mírame follarme por ti y hacértelo a ti también!" jadeó mientras se penetraba con sus dedos cada vez más rápido.

Yo también comencé a trabajar en mi polla. Como si estuviera bajo hipnosis, no podía apartar los ojos de sus dedos. Escuché el fuerte chasquido de sus dedos, vi la humedad goteando de su vagina.

"¡Oh, sí! Eso es tan genial. Pájate tu polla dura, ¡hazlo por mí!" ella gimió en voz alta, sacando los dedos de su grieta, poniéndolos en su boca y chupándolos.

"¡Oh, Dios, estoy tan mojada! Me encanta verte", gimió con lujuria mientras volvía a sumergir los dedos en su goteante agujero.

"¿Te excita cuando lamo mi jugo de mi dedo?" preguntó mientras jadeaba mientras se lamía los dedos por segunda vez.

"¡Oh, sí y cómo!" Jadeé también. "Me encanta todo lo que haces. Una diosa no puede cometer errores".

"Eres dulce."

Volvió a deslizar los dedos índice y medio en su hendidura con deleite, los sacó y los lamió con la punta de la lengua.

"¡Sí! ¡Lámela hasta dejarla limpia!" Jadeé.

"¡Me pones tan caliente! ¡Estoy a punto de correrme!" ella gimió cada vez más fuerte mientras se follaba con los dedos cada vez más rápido, frotando su clítoris con movimientos rápidos.

Un fuerte olor a sexo y lujuria flotaba en el aire.

Después de un tiempo, ¡Chloé finalmente estaba lista!

"¡Oh Dios! ¡Ya voy! ¡Ohh jaaaa!" ella prácticamente gritó. Con un último y profundo "ohhhhhh" se irguió. Su cuerpo pasó por varias convulsiones salvajes cuando un chorro de su semen goteó sobre mi cama.

La observé hechizado mientras se precipitaba en un orgasmo realmente intenso justo en frente de mí que apenas parecía detenerse.

Luego me llegó a mí también.

Alcancé mi clímax bombeando mi semen en chorros masivos en el suelo, a través de la cama, incluso golpeando su muslo.

Tomó bastante tiempo para que nuestros cuerpos se calmaran.

"¡Oh, wow! ¡Ese fue realmente un gran orgasmo!"

Con una sonrisa descarada, agregó: "¿Te gustó, Harry?".

"¡Oh dios, sí y cómo!"

Se separó los labios otra vez.

"¡Mi coño todavía está goteando!"

Se frotó el agujero húmedo con tres dedos, extendiendo su jugo por todo su vello púbico rubio.

"Ven a mí, Harry", dijo con ternura.

Me levanté y me senté a su lado en la cama. Ella tiró de mí hacia abajo y presionó sus labios en mi boca.

¡Era la primera vez en mi vida que me permitían besar a una diosa!

Nuestros labios se separaron y nuestras lenguas comenzaron un juego amoroso. Cada toque creó un destello en mi cuerpo.

Me acarició suavemente el estómago con las uñas y se dio cuenta de que recién con el beso mi pene sobresalía de mi cuerpo nuevamente con toda su dureza.

"Estás rígido otra vez, Harry."

"Esto es lo que sucede cuando una diosa se involucra con un humano".

"Eres dulce."

Ella rodó sobre mí, agarró mi pene y lo guió entre sus labios. Lentamente, sin romper el contacto visual, se agachó. Entré centímetro a centímetro en su cueva de placer.

Puso sus manos sobre mi pecho y dejó que su pelvis girara lentamente. Parecía gustarle esta posición.

Pronto olvidó lo extasiada que acababa de llegar. De un lado a otro, arriba y abajo, de un lado a otro, giró su trasero y casi escuchó a los ángeles cantar de nuevo, estaba tan excitada por este juego.

Masajeé su suave espalda con mis dedos.

Se estremeció desde la punta de los pies hasta el pezón cuando sintió mi polla dentro de ella, dirigiéndola de la forma en que se sentía mejor con certeza de sonambulismo. Cuando tomé sus pechos firmes y pellizqué suavemente sus pezones hinchados, estaba aplastada.

A diferencia del anterior, este orgasmo surgió lentamente, retrocediendo un poco para volver con más intensidad. Gimiendo suavemente, experimentó escalofríos tras escalofríos y justo cuando pensaba que había terminado, volvió a temblar. Nunca había sentido algo así en toda su vida.

Me quedé completamente inmóvil dentro de ella y disfruté la contracción de su cuerpo. Después de haberme lavado con la manguera, todavía estaba aguantando.

Una dulce languidez se apoderó de todos sus miembros. Sintió un ligero tirón, no incómodo, en su vagina. Instintivamente supo que después de este Monte Everest de momentos destacados no volvería. Levantó su pelvis para liberarse de mí, se arrastró hacia un lado y estiró su trasero hacia mí.

"Por favor, fóllame por detrás, querida", respiró ella.

¿Tesoro? ¿De verdad dijo cariño?

No podía pensar más en ello porque mi polla quería volver a su cálida cueva.

Así que me arrodillé detrás de ella y de buena gana dejé que me guiara. Agarró mi polla entre sus piernas y la guió suave pero firmemente hacia su grieta. Mientras mi cabeza se sumergía en su cueva, empujé mis caderas hacia adelante. Con un intenso empuje, la penetré con toda mi longitud.

Agarré sus caderas y la empujé con fuerza. Clavó sus manos en la ropa de cama y trató de devolver mis embestidas con la misma intensidad. Agarré con más fuerza, giré mis caderas y varié el ritmo. Lentamente me retiré a su puerta, solo para atacar de nuevo.

Nuestros cuerpos se estrellaron juntos en mi cama como dos grandes bestias apareándose con un rugido.

¡Vine poco después!

Bombeé mi esperma en su vagina con grandes chorros. Chloé comenzó a temblar por todas partes, puso los ojos en blanco y gritó su orgasmo.

Tuvimos nuestro clímax al mismo tiempo y nos sumergimos en un mar de luces, estrellas y fuegos artificiales.

En ese momento, sentimos que una banda invisible se envolvía alrededor de nuestros cuerpos. Nuestras almas parecían fusionarse.

"Te amo Harry."

"Te he amado durante 1792 días", respondí.

"Eres dulce."

Me atrajo hacia ella y nos fundimos en un beso que no podía terminar nunca.

5

¡CONCEPTO LLUVIOSO!

"¡Estoy aquí, finalmente!"

Esos fueron mis pensamientos cuando encontré este lago. El camino fue pura tortura. El pasillo del bosque era totalmente de arena y con la bici era más que agotador. Además, toda la zona era muy accidentada. Y como no estaba señalizado ni era visible de ninguna manera, pasé de largo. Tuve que abrirme paso a través de los arbustos durante los últimos metros. Después de encontrar el lago, al menos fui compensado. Fue un idilio natural que pocas veces se conoce.

Y fue en medio de la nada, en la parte más profunda y solitaria de Bavaria. Lo especial era que este lugar romántico, a diferencia de todos los demás lagos de la zona, no tenía nombre.

Me tiré a la arena y disfruté de la soledad. Era un lugar sin problemas.

Quería nadar, pero desafortunadamente había dejado mi traje de baño en casa. Así que solo entré hasta los tobillos. Vi pequeños peces que me pasaban, lo cual era una buena señal en lagos como este. Mientras caía el anochecer, hice mi camino de regreso.

Pero al día siguiente quería volver al lago, esta vez con mi traje de baño. Incluso si el camino fue agotador, fue bueno para la condición.

Como por casualidad volví a encontrar mi lugar, lo cual no fue tan fácil con los densos matorrales. Luego me tiré a la arena y dormité durante media hora. Entonces quise meterme en el agua. Ya me había puesto el bikini en casa. Me quité la falda y la camisa.

De pie en el agua hasta las rodillas, mi impulso interior de libertad ganó. Me desnudé completamente y tiré mi bikini al techo. Creo que no hay nada más agradable que sentir el agua fresca de un lago del bosque en tu piel desnuda.

Capté algunas risitas desde lejos, una señal de que no estaba solo.

¿Debo traer el bikini de vuelta?

No, lo hice.

Pero me detuve un momento y eché un vistazo de 360° a mi alrededor. De hecho, había algunas personas aquí, pero estaban muy dispersas. Casi se podría decir que todos tenían su propia bahía aquí. Y la mayoría de las personas aquí también parecían estar desnudas. Si todavía recuerdo las piscinas al aire libre, donde todos rascan como gallinas, es solo libertad. También vi que el lago se extendía bastante. Mucho más de lo que podía ver desde mi pequeño espacio.

En el camino de regreso, un nadador me pasó bastante rápido. me saludó Por un momento pensé que era una provocación, pero el tipo realmente solo quería ser amistoso, de lo contrario apenas me notaba. Cuando regresé a mi bahía, no sentí absolutamente ninguna necesidad de cubrirme. Me sentí libre. era mi lago

Para mí fue una actitud de vida completamente diferente a la de las playas nudistas con su doble rasero. Allí, donde los chicos deambulan por las filas, mirando constantemente los pechos de las mujeres para masturbarse en secreto más tarde.

Desde ese día he hecho una peregrinación a este lago casi todos los días. Una vez conocí a una anciana que, como yo, se estaba desviando del sendero del bosque hacia el lago. Nos pusimos a hablar y ella me contó un flashback. Ahora tenía setenta años y conocía el lago desde su juventud. Descubrió que aquí podía escapar de la sociedad textil. Unos años más tarde llegaron los hippies y algunos 68ers. Se sentaron y cantaron canciones. No le molestaba, pero temía que el lago pudiera atraer a la multitud. Desde entonces ha llamado al lago 'Lago Hippie'. Afortunadamente, el interés por el lago también ha disminuido. Y todavía le gustaba venir aquí, aunque su esposo sospechaba y pensaría que lo estaba engañando, pero por otro lado también le gustaba su bronceado completo.

Así es como entré en conversaciones con algunas personas. La mayoría tiende a ser atlético. Porque si no puedes andar en bicicleta o trotar, o al menos caminar como la vieja, nunca vendrás aquí. Y para un vacacionista de Mallorca que está en Alemania para ahorrar dinero, seguramente habrá muy poca acción aquí. Sobre todo porque aquí no hay carretera ni aparcamiento. Aquí están las personas que marcan diferente. Cercano a la naturaleza, deportivo con preferencia por la desnudez.

El lago todavía parecía tener algún significado para los hippies, así que de vez en cuando escuchaba música fuerte de los 70.

También escuché a una pareja teniendo sexo y nadie tenía picazón. Los observé a los dos mimarse durante unos minutos, ¡pero al final no fue nada especial!

Una experiencia impresionante fue la llegada de tres jóvenes en una canoa y remando por el lago. Cualquiera que pueda transportar una canoa de este tipo durante kilómetros a través del bosque ya no necesita entrenamiento con pesas. Fui descarado una vez y les pregunté a los muchachos si podía ir con ellos, no hay problema. Fue una gran sensación cuando tú, como mujer, te sientas al frente con el viento soplando en tu cara y tres tipos musculosos sentados detrás de ti y balanceando los remos. Y todo desnudo. Pero no tuve la sensación de que estuvieran mirando ahora, incluso si nos escrutábamos un poco. Pero eso fue solo con los ojos, sin motivos ocultos.

El verano estaba llegando a su fin. Según el informe meteorológico, debería ser el último día realmente caluroso. Y de nuevo me atrajo el lago, mientras tanto ya ni me llevé el bikini.

Si bien era insoportable en Munich, el clima en el lago era bastante agradable. Así que me quité la ropa y fui a refrescarme. Mientras nadaba en mis vueltas, otro nadador me cruzó. Lo miré a los ojos por un momento, luego nos saludamos. Mientras pasaba nadando, mi subconsciente dijo: 'Conoces a este tipo'. La voz, la cara. Pero todavía no estaba seguro.

Cuando regresé a la playa, reflexioné un rato. Y mientras dormitaba, el centavo cayó. Era Patrick, el mejor amigo de mi hermano mayor. Él era dos años mayor y mi amor no correspondido de la infancia. Desafortunadamente se había mudado a Viena para estudiar. Al principio estaba desconsolado, pero como todos sabemos, el tiempo cura todas las heridas.

¿Qué estaba haciendo Patrick en Munich otra vez?

Pero, ¿era realmente él?

Se veía tan diferente, solo sus brillantes ojos marrones todavía se sentían cálidos en mi estómago.

¿Cómo debo averiguarlo?

Solo preguntar hubiera sido una estupidez.

'El que no se atreve, no gana' era mi fórmula.

Cuando lo vi deslizarse con gracia por el lago, me zambullí espontáneamente en el agua. Hice mi camino para que nos cruzáramos.

Nos sonreímos de nuevo.

'Ahora o nunca', pensé y lo seguí.

Fue todo un reto, pero por poco tiempo lo logré. Cuando se dio la vuelta y vino hacia mí de nuevo, reuní mi coraje.

"¿No eres Patrick por casualidad?"

Dejó de nadar y me miró.

"Sí. ¿Cómo me conoces?"

Lo miré y no tuve más dudas. ¡Él lo era!

"Genial. ¡Adivina qué!"

Vi las circunvoluciones de su cerebro funcionando. Luego sonrió.

"Eres Sarah, la hermana pequeña de Julian, ¿verdad?"

Asentí y le sonreí.

"Qué sorpresa. Realmente eres tú".

Lo salpico con agua.

Nadamos hasta la orilla, directos a su bahía. Cuando el agua se hizo poco profunda, corrimos. Y cuando el agua estaba a la altura del escalón, tuve que echarle un vistazo rápido. Su cuerpo delgado y musculoso hizo que mi pulso se acelerara. Su pene ligeramente curvado creó calidez en mi sexo.

Los recuerdos volvieron de repente.

¡Qué enamorada había estado de él!

Nos acostamos en la arena, muy juntos y miramos las nubes. Sentíamos que teníamos mucho que contarnos. Lo que hicimos entonces y lo que nos atrajo a este lago. Encontró la naturaleza y la tranquilidad particularmente importantes aquí.

Entonces no pude contenerme más. Había un tema que me acompañaba desde hace años y no había sido aclarado hasta hoy.

"¿Recuerdas mi deseo de cumpleaños?"

"¿Qué quieres decir?" preguntó con curiosidad.

"Mi decimocuarto cumpleaños. Te sentaste en el jardín con mi hermano y me preguntaste qué quería como regalo. ¿Recuerdas mi respuesta?"

"Sí, por supuesto, nunca lo olvidaré", respondió. "Deseabas un beso".

"¿Por qué no me besaste? ¡Era mi deseo de cumpleaños!"

"Sé que lo siento. Parecías tan joven y frágil. Tu hermano se rió y yo estaba confundido. Pensé que esto era divertido, cámara oculta o algo así".

"Estaba realmente decepcionado".

"Lo siento."

"Hoy no es mi cumpleaños", dije con voz tranquila. "Pero puedes cumplir mi deseo de entonces. ¡Me debes un beso!"

"Está bien, pero es mi regalo".

"¿Qué quieres decir?" pregunté con sorpresa.

"Yo dicté la forma del beso, ¿de acuerdo?"

"Por supuesto, tu regalo, tus reglas".

"Sí, pero al menos debería ser un beso francés".

Tuvo que reírse.

"¡Sigues siendo la Sarah que conocí!"

En ese momento, no era realmente consciente de que el término 'beso francés' podría interpretarse de manera diferente. Aquí mi boca era de hecho más rápida que mi cerebro. Me quedé allí completamente relajado y sin ningún motivo oculto mientras él gateaba hacia mí y me sonreía seductoramente. Esperaba que sus labios se acercaran a mi boca para pagar la deuda del beso.

¡Pero estaba equivocado!

Con sus manos suaves me agarró los muslos y los separó. Mis labios se abrieron ligeramente. Se arrodilló entre mis piernas y acercó su cara a mis partes íntimas.

"¿Qué estás haciendo?" Pregunté, sobresaltado.

"Mi regalo, mis reglas, ¿recuerdas?"

"¿Pero no eres demasiado profundo para un beso?"

"¿Dije qué labios besaría? También tienes dos hermosos especímenes húmedos aquí".

"Bunker", le dije, sonriendo a su mejilla.

"Pero te concederé tu deseo. Recibes un beso francés, uno muy húmedo".

Entonces sentí su boca besando mi vagina.

Luego vino, la lengua!

Tocó mi clítoris y tuve que gemir brevemente. Pero la lengua no volvió a desaparecer. Como un beso francés, la puso en movimiento. Rodeó mi clítoris y mis labios.

"¡Vale! Vale. Has saldado tu deuda de honor".

¡Pero Patrick no pensó en terminar el beso francés!

Al contrario, utilizó mi clítoris como contralengua para rodearlo. Quería empujarlo lejos. Pero me encontré cada vez más débil, literalmente.

¿En qué situación me he puesto aquí?

¿Cómo salgo de aquí ileso?

Pero realmente ya no lo creía así. Para ser honesto, simplemente me acosté frente a él y disfruté el beso francés. Abrí mis muslos aún más y me acerqué un poco a él. Acarició mi vientre con sus manos y exploró mis zonas erógenas. Pero realmente ya no lo entendía.

Los sentimientos en mi abdomen dominaron. Yo estaba gimiendo en voz alta ahora. Y tan lentamente sentí llegar mi orgasmo.

Él pareció reconocer esto.

Por un momento detuvo el movimiento de su lengua y se quedó, pero sin salir de mi vergüenza.

Cuando sintió que la ola había amainado nuevamente, continuó al doble de ritmo. De ahora en adelante no tuvo piedad, lamiendo, besando y chupando constantemente mis partes íntimas.

¡Entonces vine!

Mi orgasmo rodó sobre mí.

Vi estrellas de colores, sentí que mi presión arterial daba saltos mortales. Mis ojos se pusieron negros por un momento mientras sentía sentimientos tan maravillosos como nunca antes en mi vida.

Mi abdomen temblaba y temblaba tanto que tenía problemas para sostener el beso. Cuando el temblor disminuyó, apartó los labios de mi vagina. Levantó la cabeza, me sonrió y se lamió la boca con la punta de la lengua. Todavía estaba un poco desconcertado a su lado y disfruté el desvanecimiento de mis ondas orgásmicas.

"Oh, lo siento mucho. No sabía que te movías así cuando te besabas".

Por un momento me quedé sin palabras. Era yo quien usualmente tenía la lengua puntiaguda.

"¿Debería decirte algo, sinvergüenza? No parece que te arrepientas en absoluto. De lo contrario, podrías haberme preguntado si todavía estoy bien".

"Lo hice, el lenguaje corporal contigo funcionó muy bien".

En este punto, su lengua estaba más afilada.

"Bueno, ahora estás sin palabras. De hecho, podrías, bueno, cómo debería decirlo, también podrías darme algo para mi cumpleaños. Quid pro quo, ¿sabes a lo que me refiero?"

"¿As? ¿Te gustaría un beso francés también?"

"Por supuesto, ¿qué hombre no lo haría?"

"¡No beso a todos los hombres!"

Entonces demuéstrame que no soy un hombre cualquiera para ti.

"¡Eres repugnante!"

"¡No, genial! Mira lo duro que está mi pene. Él estaría muy feliz con un beso francés".

Ambos nos reímos.

Tuve que volver a entrar en mí mismo.

¿Realmente quería hacer esto?

debería hacerlo

Estuve perdido por un momento.

Al final pensé, bueno, lo haré, le haré un favor.

Me moví a una mejor posición y agarré su falo excitado.

"Se siente bien", respiré, realmente impresionada por el tamaño y el grosor de su pene.

"Tu mano también se siente bien, tengo curiosidad si tu lengua es igualmente cómoda".

"¡Tu eres travieso!"

"Eres tímido porque todavía no puedo sentir nada en mi pene".

Le mordí muy suavemente en el glande.

"Ouch. Estás confundiendo algo. La lengua es la cosa suave en el medio de tu boca".

"¡Gracias, ya estoy al tanto de la anatomía!"

Lamí el glande una vez, detuve lo que estaba haciendo y lo miré con descaro.

"¿Qué es? ¿Por qué no continúas?" preguntó, levantando una ceja.

"Oh, de repente ya no tengo ganas".

Lo enfaticé tan burlonamente que la intención de las palabras era bastante clara: ¡Quería jugar con él un poco más!

"¿Porqué entonces?"

"Entonces te lo explicaré. Antes de que una mujer ponga el pene de un hombre en su boca, ella quiere escuchar que es algo especial. Así que piensa en un cumplido y haré lo mejor que pueda".

Él sonrió. Sus ojos eran hermosos.

"Sarah, incluso entonces eras la chica más hermosa que había visto en mi vida. Eres la Mona Lisa de las niñas, única y hermosa. La princesita de los sueños se ha convertido en una mujer realmente atractiva y muy erótica".

Sus palabras tomaron mi placer por un momento. Mi corazón se apretó como si una mano invisible estuviera apretando.

Mi pulso se aceleró, mi presión arterial aumentó.

Eran los cumplidos más bonitos que jamás había oído de un hombre. Y esas palabras vinieron de Patrick, mi amor de la infancia. Tenía que tener cuidado de no llorar.

"Tú... uh... eso fue hermoso", tartamudeé. "Realmente te mereces un beso francés ahora".

Me di cuenta de cómo se estaba poniendo nervioso lentamente. Otra interrupción seguramente habría resentido su pene. Pero no quería estropearlo con sus genitales, quién sabe para qué más podría necesitarlo.

Lleno de sentimiento lamí su eje duro arriba y abajo con la punta de mi lengua. Sentí que era muy sensible, especialmente en la parte inferior. Besé su escroto con mis labios, jugando con sus bolas. Cerró los ojos y se dejó caer.

Alterné mis manos entre su eje, que moví de un lado a otro, y sus testículos.

Rodeé su glande con mis labios y ahora dejé que mi lengua bailara. A menudo me atascaba en la cinta y jugaba con ella. Patrick literalmente se derritió.

Mientras pasaba la lengua por la abertura, podía oírlo claramente jadeando por aire. Me sentí en control de él y aceleré el paso. La lengua alternaba constantemente entre el frenillo y la abertura, y ocasionalmente rodeaba el glande.

Mientras tanto, Patrick difícilmente podía ser retenido. Podía sentir su apretado culo temblando debajo de mí, empujando su polla dentro y fuera de mi boca. Por un momento pensé en qué más podría hacer por él como favor, pero justo entonces llegó a su clímax.

Estaba justo a tiempo de sacarle el pene de la boca cuando arrojó su esperma en la arena mientras me masturbaba.

"A alguien parece haberle gustado su regalo de cumpleaños".

"Me gustaría tener un cumpleaños todos los días".

"Yo también."

Fueron momentos maravillosos juntos. Simplemente me sentía cómoda con él, no tenía vergüenza ni timidez.

Luego volvimos al agua para refrescarnos; nadó unos largos.

"Por cierto, quise decir lo que dije antes. Has resultado ser una mujer muy atractiva".

"Gracias, me estás avergonzando".

Él sonrió y tomó mi mano y la apretó con fuerza como si creara un vínculo invisible que nos uniría para siempre. Nos quedamos así durante unos minutos con solo unos pocos movimientos.

Cuando llegamos de nuevo a su calita, nos tumbamos en la arena. Sentí en ese mismo momento que algo había surgido entre nosotros o existía desde hacía mucho tiempo.

Nos acostamos boca arriba, miramos al cielo, no hablamos y disfrutamos de la proximidad física entre nosotros. Luego volvimos a hablar. Exactamente dónde vivíamos, qué hacíamos y qué planeábamos hacer en el futuro.

"Bueno, seamos honestos. ¿De verdad volviste a pensar en mí después de que me mudé a Viena?" preguntó.

"Pero ya. Incluso muy a menudo. A diferencia de ti, ¡ni siquiera me reconociste cuando te hablé!"

"¿Qué te hizo estar tan seguro de que era yo de todos modos?"

"Tus ojos."

Ahora comencé a preguntarle algo.

"¿Y qué más puedes recordar de nuestro tiempo entonces?"

“Eras tan joven, tan tímido y frágil. Tenía miedo de hablar contigo, siempre te sonrojaste fácilmente".

"¿Te parecí tímido?"

"Tenías catorce o quince años, así que es normal ser tímido, ¿no?"

Nos sonreímos el uno al otro, acercándonos como si fuéramos polos de un imán que inevitablemente tiraban el uno hacia el otro.

Pasó su mano por mi cabello y lo acarició hacia atrás. Luego se acercó con la cara hasta que nuestros labios se tocaron y se unieron en un beso.

Estuve expuesto a una montaña rusa de emociones.

Volvieron los sentimientos que ya había superado. El mismo enamoramiento romántico. ¿Podría ser más?

¿O son solo las hormonas felices que el sol liberó en mí hoy? Aún no me quedó muy claro. Y tal vez, pensé, al día siguiente me odiaría por lo que me había metido.

Mientras me besaba, sus dedos acariciaban mi cuerpo. Tocó mis pechos, jugando con mis pezones hasta que sobresalieron de mi cuerpo. Luego sus dedos bailaron sobre mi estómago plano y poco después llegaron a mi triángulo púbico.

Abrí mis piernas.

Él reconoció esto como una invitación y tiernamente frotó mi clítoris.

Estaba casi mareado por la emoción. Todo daba vueltas, parecía que me estaba quedando sin placer.

"Te deseo, Patrick," respiré. "Pero no funciona".

"¿Por qué?"

"No estoy usando anticonceptivos, ¿o quieres escuchar el sonido de la cigüeña?"

Patrick se volvió hacia un lado, sacó un condón de su bolsillo y lo sostuvo debajo de mi nariz con una sonrisa.

"Soso, un joven preparado".

Guié su mano directamente a mi vagina. Ese fue el punto de no retorno. Al menos moralmente.

Pero quería sentirlo dentro de mí. Su dedo hizo un buen trabajo y después de unos minutos me sentí físicamente listo.

Deslicé el condón sobre su enorme pene.

Como ya estaba acostado boca arriba, se me permitió comenzar con mi posición favorita: el jinete.

Me senté sobre él y jugué con su polla para que acariciara mis labios. Pero aún no lo he dejado entrar.

Lo miré a los ojos. Sus ojos se comunicaban conmigo. Se miraron expectantes. Me dijeron que finalmente lo dejara entrar. Siempre podría ser una bestia. Y así todavía movía mi abdomen muy suavemente. Tenía la esperanza de que me preguntaría, me desafiaría o me penetraría con dominio.

Pero nada vino excepto esa mirada amorosa.

"¿Te atreves?" Pregunté en broma.

Sus manos estuvieron inmediatamente en mi trasero y lo empujó hacia abajo. Con una mano colocó brevemente su polla. No me resistí, quería ser guiada. Lo hizo ahora. Y lo hizo bien. Poco a poco se deslizó en mi vagina.

¡Se siente bien!

Cuando estuvo completamente dentro de mí, nos quedamos un momento. Disfruté la sensación. Jugamos con los ojos.

"¿Qué me has hecho aquí, bribón repugnante?" Le pregunté con una voz erótica. Me lamí los labios y comencé muy suavemente con los movimientos de montar.

"Solo te estaba ayudando. Tenías una mirada tan suplicante como si quisieras que te jodan".

"Puedes leer la mente".

"Fue fácil de detectar".

Lentamente, las palabras ya no eran claras, sino incrustadas en ruidos audibles de respiración. Sentí su polla palpitar.

"Solo por la forma en que lo haces. Cómo quieres molestarme. Parecía un juego de lujuria".

"¿Yo juego?"

"¡Sí! Pero es un juego peligroso"

"¡Oh! Me encantan los juegos peligrosos".

Me incliné hacia él y le di un beso que expresaba toda mi lujuria y amor. Luego comencé a caminar más rápido, deslizando su pene hacia adentro y hacia afuera. Se siente bien. Empezó a usar sus manos también. Acarició mi clítoris con una mano y agarró mis pechos con la otra. Subconscientemente, me di cuenta de que él solo la estaba tocando por primera vez, tan tarde en el acto. Los hombres suelen agarrar mis tetas primero.

Había olvidado todo lo que me rodeaba.

No me importaba si alguien me escuchaba tampoco. En caso de duda, aquí no importaba. Lo monté como si no hubiera un mañana. Y su dedo me volvió loco.

Era genial, el juego de la lujuria.

Nos hicimos más rápidos. Y más rápido Y pude sentir su polla palpitando dentro de mí, retorciéndose. Mientras el semen se disparaba a través de su trompa hacia la goma.

Jadeaba y respiraba rápida y entrecortadamente.

A medida que su clímax se desvanecía, se sentó exhausto.

Desafortunadamente, no fue suficiente para mí, pero me dejé caer sobre él primero. Patrick se había aclimatado gradualmente de nuevo.

"¡Oye, pero el juego peligroso aún no ha terminado!"

"Soso, el dulce diablito quiere más".

Le mordí demostrativamente el hombro.

"¡Sí! ¡Eso es lo que tienes!

"Solías ser una chica tímida".

“Oh no, no nostálgicos por favor. Adelante, demuestra que eres un hombre de verdad y que puedes manejarlo. ¡Oh, no, no te quedes fláccido!".

Le quité el condón y amorosamente cuidé su pene. Curiosamente, el esperma no me molestaba, al contrario, no me importaba. Sabía bien.

Lamí, mordisqueé, chupé y jugué con su cabeza.

Como Patrick ya se había corrido dos veces, le tomó un poco más de tiempo ponerlo cachondo nuevamente. Pero la lucha valió la pena. Encontré el momento más hermoso cuando se enderezó lentamente. Donde se podía ver la buena y valiosa pieza llenándose de sangre.

Lo miré con ojos de perro y quise hacerle una pregunta, pero parecía conocer mis pensamientos.

"Lo siento, pero no tengo un segundo condón conmigo".

Solté su polla y lo miré profundamente a los ojos.

"Pero todavía quiero venir", le dije, decepcionado.

"Entonces deslízalo, está listo".

“Eres consciente de que este puede ser un partido muy peligroso. No uso anticonceptivos", le expliqué.

Empecé a rascarle suavemente el estómago con las uñas. A veces también lo pinchaba.

"Sí, mi dulce y amada diosa", dijo lleno de sentimiento. "Soy consciente de la responsabilidad y seré cuidadoso".

amada diosa?

¿Sentía sentimientos similares a mí?

Su media declaración de amor me quitó todas las inhibiciones.

Me acosté boca arriba, separé las piernas y le sonreí desafiante.

Me miró a los ojos y se arrodilló entre mis muslos. Su glande hinchado acarició mi espeso vello púbico y buscó la entrada a mi columna.

Lo sentí deslizar lentamente su pene en mi hendidura receptiva. Llena de codicia y lujuria, disfruté de cómo me llenaba pieza a pieza su miembro duro.

Exactamente este es el momento más emocionante para mí.

Cerré los ojos y solo quería disfrutar, ser flojo por así decirlo y no esforzarme.

Patrick lo hizo bien en su papel. No era tan rápido, ni demasiado lento, pude seguirlo y relajarme. Ninguno de nosotros parecía estar listo para correrse pronto.

Patrick después de dos momentos destacados de todos modos.

Pasó mucho tiempo en esta posición.

¡Un montón de tiempo!

Y eso es exactamente lo que necesitaba. En algún momento comencé a sentir los primeros signos de un nuevo pico que aún estaba muy lejos.

Mientras solo respiraba intensamente hasta ahora, ahora comencé a gemir suavemente. Eso también encendió a Patrick para ser un poco más rápido.

De repente sentí una gota en mis párpados. Nada inusual, probablemente solo una gota de sudor de Patrick. Luego vino el segundo. Y el tercero. Un número llamativo.

¡Empezó a llover!

"Oh, mierda", le oí decir. Podía sentirlo tratando de salir del asunto, pero envolví mis piernas alrededor de su espalda, evitando que se alejara de mí.

"No me gustan los débiles. ¡Solo hombres de verdad!" dije con severidad, dándole la señal para que siguiera follándome.

Prácticamente no importaba la lluvia al principio, no importaba si nos mojamos de sudor o de lluvia. Así que también me activé en la posición más baja del misionero y seguí estirando mi pelvis hacia él. Mi orgasmo no estaba muy lejos.

Aumentó el ritmo. Sentí que pronto estaría listo.

Moví mi mano hacia abajo y toqué mi clítoris. De repente, el orgasmo estaba allí. Y cómo estaba allí.

Literalmente grité. Jadeé. Me sacudí. Lo sentí temblar. Especialmente lo sentí contraerse. Lo escucho jadear. Nos estremecimos juntos. Nos besamos intensamente. Todavía estábamos respirando rápidamente. Disfruté de la polla en mí por un momento. Nos abrazamos. Tuve una sensación increíblemente buena. Yo era feliz.

Desafortunadamente, la realidad nos alcanzó.

Distraído por la lluvia y mi intenso orgasmo, se olvidó de sacar su pene de mi vagina a tiempo.

¡Él bombeó su esperma en mi vagina fértil!

¿Se dio cuenta?

"¡Tengo que ir a mis cosas!" Grité, salté y me zambullí en el lago. Mientras nadaba hacia mi cala, sentí que su esperma salía de mi grieta.

Como temía, mi ropa estaba completamente empapada. Solo mi toalla en la mochila todavía estaba seca. Pero de todos modos, me puse la falda y la camiseta mojada, empaqué mi mochila y empujé mi bicicleta por el bosque.

Patrick ya me está esperando en el pasillo del bosque.

Nos enfrentamos.

"He querido decirte esto durante años, Sarah. ¡Te amo!"

Fue entonces cuando salté sobre él. Como Dino con los Picapiedra cuando

Fred llegó a casa. Tenía problemas para no caerse. Pero él dominó eso. Lo besé

"Te he amado desde que tengo memoria, Patrick".

Literalmente lo abracé y besé su rostro, él me lo devolvió. Nos acariciamos eternamente mientras la lluvia empapaba por completo nuestros cuerpos. Pero no sentimos nada de eso.

La reunión en el lago es ahora hace dos años.

Por suerte, nuestros caminos no volvieron a divergir.

Ahora tenemos un apartamento juntos y una hija de catorce meses.

El lago y la lluvia forjaron nuestra suerte.

Un amor que espero dure para siempre.

www.ingramcontent.com/pod-product-compliance
Lightning Source LLC
LaVergne TN
LVHW012053160826
845678LV00014B/2809

* 9 7 9 8 3 5 2 4 3 8 9 4 7 *